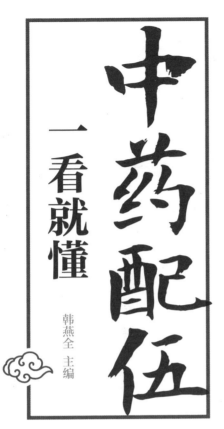

中药配伍

一看就懂

韩燕全 主编

U0386166

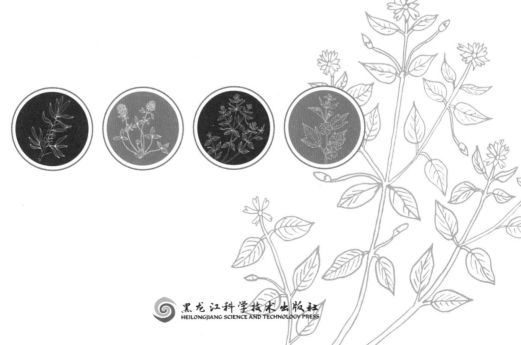

黑龙江科学技术出版社

HEILONGJIANG SCIENCE AND TECHNOLOGY PRESS

图书在版编目（CIP）数据

中药配伍一看就懂 / 韩燕全主编 . -- 哈尔滨：黑龙江科学技术出版社，2024. 12. -- ISBN 978-7-5719-2644-1

Ⅰ . R289.1-49

中国国家版本馆 CIP 数据核字第 2024SJ5656 号

中药配伍一看就懂

ZHONGYAO PEIWU YI KAN JIU DONG

韩燕全　主编

出　　版	黑龙江科学技术出版社
地　　址	哈尔滨市南岗区公安街 70-2 号
邮　　编	150007
电　　话	（0451）53642106
网　　址	www.lkcbs.cn

责任编辑　杨广斌

设计制作　深圳·弘艺文化　HONGYI CULTURE

印　　刷	三河市南阳印刷有限公司
发　　行	全国新华书店
开　　本	710 mm × 1000 mm　1 / 16
印　　张	12
字　　数	180 千字
版次印次	2024 年 12 月第 1 版　2024 年 12 月第 1 次
书　　号	ISBN 978-7-5719-2644-1
定　　价	59.00 元

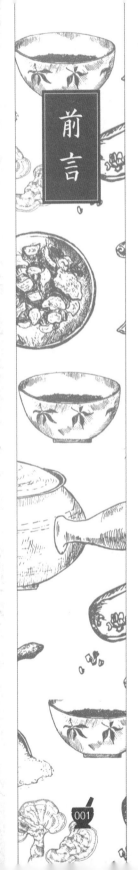

在这个注重身体健康的时代，大家都很关注养生。随着养生知识的普及，越来越多的人掌握了一定的养生知识。于是，自己去药店买药来服用，或是在家做顿药膳来吃，冲杯药茶来饮用，自制两瓶药酒来养生，都不是什么新鲜的事情。但是自己真的会"开方抓药"吗？六味地黄丸、藿香正气水……这些耳熟能详的中成药，已经服务了中国人几百年甚至上千年，至今仍广为传用，你知道它们的渊源和功能主治吗？养生爱好者更要懂得中药养生。

本书开篇从中药的四气五味、升降浮沉等药性理论出发，分析了中药的配伍运用规律及禁忌，吸取了历代医家临床配伍用药的经验，内容丰富，对指导生活中安全用药很有参考价值。此外，本书对现代人的体质加以分类，针对每种体质的特点，分析了各类脏腑健康与否的表现，方便读者判断自身体质，自测脏腑健康，同时列出了生活中多种常用经典中药材，介绍了它们的功效、主治、药性等，每种药材更列举了 2~3 种与其他药物或食物的配伍，分析了配伍原理和可达到的疗效，图文结合，有理有据有效。除了单味的药材，本书还选取了部分流传至今的中药方，它们均出自中医典籍，是由历代名医精心研究的经典药方传承演化而来的，已经使用了成百

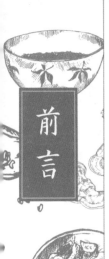

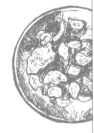

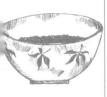

上千年。本书分析了其配伍的意义及功效，为了方便读者理解，更指出了每种方药可对应治疗的现代病症。另外，本书还针对生活中常患的疾病，如头痛、感冒、便秘、痛经等，列举了合适的小偏方。

本书旨在纠正日常生活中的用药错误，避免延误病情，同时让那些被"埋没"的古代国医经典换上新装，继续为今人所用，展现它们的神奇魅力。

本书内提供的治疗方法、药材药膳仅供参考，不能代替医生的诊断和治疗建议。在面对健康问题时，您应该咨询专业医生或相关医疗机构，谨遵医嘱，以获取准确、可靠的诊断和治疗建议。祝愿读者们在学习中医的过程中，可以通过学习、探索、实践，拥有健康幸福的生活。

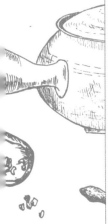

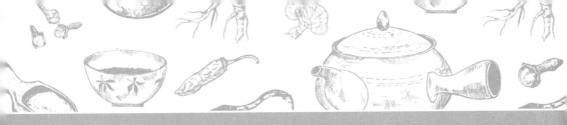

目录 CONTENTS

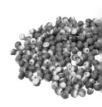

PART **3** # 因人制宜，不同体质中药配伍大不同

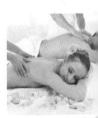

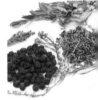

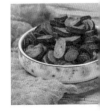

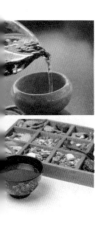

PART 4 因时制宜，四季的中药配伍攻略

PART 5 伤寒杂病全不怕，中药治病有方法

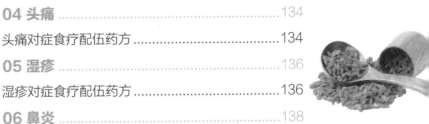

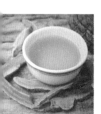

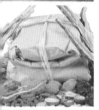

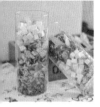

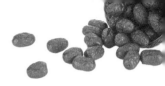

PART **6** 流传千古的中药方

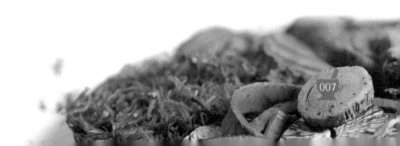

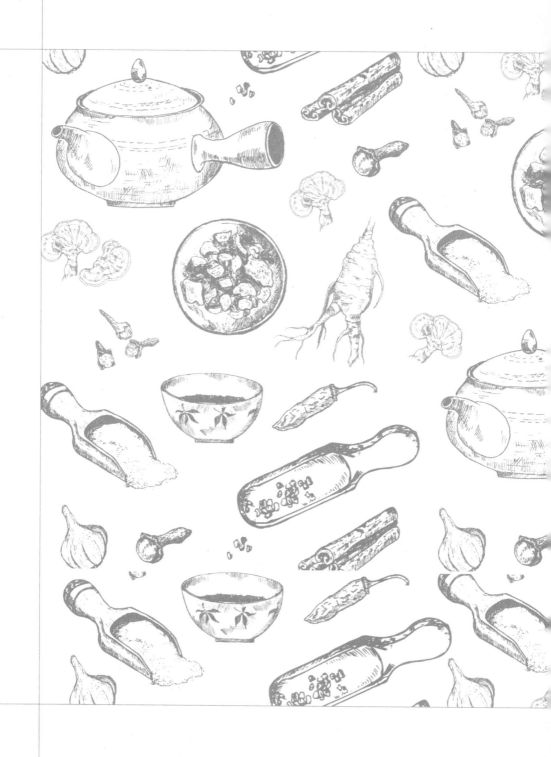

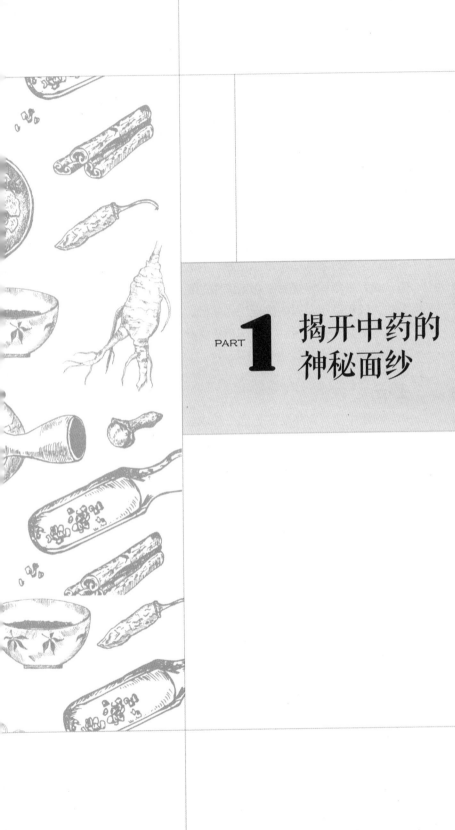

PART 1 揭开中药的神秘面纱

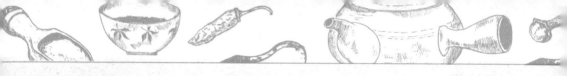

中药是指在我国传统医学理论的指导下，采用天然植物、动物、矿物等制成的药物。其主要来源于天然药及其加工品，因以植物性药物居多，故有"诸药以草为本"的说法，且记述这些药物的书籍往往冠以"本草"之名，所以自古以来把中药称为"本草"。

本草典籍和文献十分丰富，记录着我国人民发明和发展医药学的智慧创造与卓越贡献，并较完整地保存和流传下来，成为中华民族优秀文化宝库中的重要内容之一。这些药物的认识和使用，以中医理论为基础，有着独特的理论体系和应用形式，充分反映了我国历史文化、自然资源等方面的若干特点。

上古

溯源中药，自然会联想到"神农尝百草，始作方书以疗民疾"。其实，并不只有神农尝过百草，还有上古的伏羲、岐伯，中世的扁鹊、医和，明代的李时珍等，很多人都尝过各种各样的植物和动物。早先这样做其实并不是为了治病求药，主要是为了觅食充饥、驯化农作物。

中国现存较早的医学文献《黄帝内经》，分为《素问》和《灵枢》，成书年代大概在先秦至西汉间。它汇集了古人长期与疾病做斗争的临床经验和理论知识，奠定了中医学的理论基础。《黄帝内经》中记载有草药的各种药性，如"温凉寒热""升降沉浮"等，并指出药的五味——酸、苦、甘、辛、咸，各主其经。

秦汉

随着医药科学的发展，秦汉年间出现了《神农本草经》，为秦汉时人托名"神农"所作。这是中国最早的一部药物学专著。传世的《神农本草经》共收录药物365种，对各药的

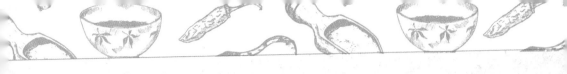

性味、功用、主治、用法等都有所评述。此书将药分为"上、中、下"三品：上品无毒为"君"；中品毒性小为"臣"；下品毒性剧烈为"佐使"。1973年发掘的公元前2世纪的马王堆汉墓，出土有随葬的《五十二病方》，用药243种，是中国现存最早的中药处方。

南北朝

南北朝时期出现一部《本草经集注》七卷，为南朝齐梁时期道教思想家、医学家陶弘景编著，记载药物有730种。首创以玉石、草木、虫、兽、果、菜等分类，比秦汉的《神农本草经》增收新药近一倍，并且对"药物真伪鉴别及采集炮制"多有创新，对本草学的发展有一定的影响。

唐代

中国历史上第一部以政府名义颁行的药典是唐代官修的《唐本草》，也称《新修本草》，由苏敬等20余人编撰，历经3年。本书在《本草经集注》的基础上补充校勘，并新增药物114种，共收录药物800余种，广收当时各地的药物知识，首创按药物自然来源分类的方法。

明代

明代医药学家李时珍，参考历代有关书籍800余种，对药物加以鉴别考证，纠正了古代本草书籍中存在的药名、品种、产地等某些错误，并收集整理宋、元以来民间发现的诸多新药物。他历经27年的艰难实践与考证，著成《本草纲目》，此外还著有《奇经八脉考》，流传于世。

清代

清代赵学敏编著一部《本草纲目拾遗》十卷，成书于1765年。本书摘录药物921种，其中716种药物为补充李时珍《本草纲目》中未收载的民间草药。书中附录多种方剂，还收集了一些当时国外传入的药物资料，是继《本草纲目》以后一部较为完善的药物学著作。

清代医家徐洄溪总结说："凡药之用，或取其气，或取其味……或取其所生之时，或取其所生之地，各以其所偏胜而即资之疗疾，故能补偏救弊，调和脏腑，深求其理，可自得之。"意指中药品种众多，每一种药物都有一定的适用范围，例如，紫苏可以治疗感冒，大黄可以治疗便秘，蒲公英可以治疗热疖、疔疮，黄芪可以治疗气虚……不同的病症需选不同的中药来配伍治疗。

四气五味，就是药物的性味，代表药物的四种药性和五种滋味。性和味的作用，既有区别，又有联系。

四气，就是寒、热、温、凉四种药性。寒凉和温热是对立的两种药性；寒和凉之间、热和温之间，是程度上的不同，也就是说药性相同，但在程度上有差别，温次于热，凉次于寒。

药性的寒、热、温、凉，是人们通过药物作用于人体发生的反应归纳出来的。例如，感受风寒、怕冷发热、流清涕、小便清长、舌苔白，这是寒的症状，如果用紫苏、生姜煎了汤饮服用，可以使患者驱寒发汗，消除寒证，说明紫

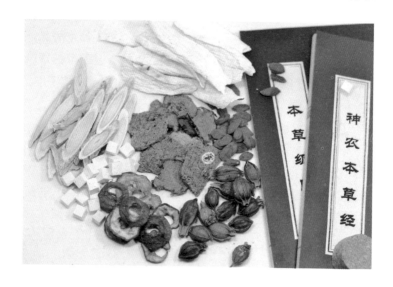

苏、生姜的药性是温热的；生了疗疮、热疗，局部红肿疼痛，甚至小便黄色、舌苔发黄，或有发热，如果用金银花、菊花来治疗，可以清热解毒，消除热证，说明金银花、菊花的药性是寒凉的。

中草药的药性，通过长期的临床实践，绝大多数已为人们所掌握，如果我们熟悉了各种药物的药性，就可以根据"疗寒以热药、疗热以寒药"的治疗原则针对病情适当应用了。

寒凉药，大多具有清热、泻火、解毒等作用，常用来治疗热性病症；温热药，大多具有温中、助阳、散寒等作用，常用来治疗寒性病症。此外，还有一些药物的药性较为平和，称为"平"性。实际上虽有寒、热、温、凉、平共五气，但由于平性药没有寒凉药或温热药的作用来得显著，仍称为四气。

五味，就是辛、甘、酸、苦、咸五种不同的滋味。主要是由味觉辨别，或是根据临床治疗中反映出来的效果而确定的。各种滋味的作用如下：

 有发散、行气或润养等作用。一般发汗的药物与行气的药物，大多数有辛味；某些补养的药物，也有辛味。

 有滋补、和中或缓急的作用。一般滋补性的药物及调和药性的药物，大多数有甘味。

 有收敛、固涩等作用。一般带有酸味的药物，大都具有止汗、止渴等作用。

 有泻火、燥湿、通泄、下降等作用。一般具有清热、燥湿、泻下和降逆作用的药物，大多数有苦味。

 有软坚、散结或泻下等作用。一般能消散结块的药物和一部分泻下通便的药物，带有咸味。

在五味以外，还有淡味、涩味，它们的概念和作用是这样的：

淡 就是淡而无味，有渗湿、利尿作用。一般能够渗利水湿、通利小便的药物，大多数是淡味。

涩 有收敛止汗、固精、止泻及止血等作用。

由于淡味没有特殊的滋味，所以一般将它和甘味并列，称"淡附于甘"；同时，涩味的作用和酸味的作用相同。因此，虽然有七种滋味，但习惯上仍称"五味"。

气和味的关系是非常密切的，每一种药物既具有一定的气，又具有一定的味。由于气有气的作用，味有味的作用，因此必须将气和味的作用综合起来看待，例如，紫苏性味辛温，辛能发散，温能散寒，所以可知紫苏的主要作用是发散风寒；芦根性味甘寒，甘能生津，寒能清热，所以可知芦根的主要作用是清热生津。

一般说，性味相同的药物，其主要作用也大致相同；性味不同的药物，功效也就有所区别；性同味不同或味同性不同的药物在功效上也有共同之处和不同之点。同样是寒性药，若味不相同，或为苦寒，或为辛寒，其作用就有所差异。如黄连苦寒，可以清热燥湿；浮萍辛寒，可以疏解风热。同样是甘味药，但气有所不同，或为甘温，或为甘寒，其作用也不一样。如黄芪甘温，可以补气；芦根甘寒，能清热生津。所以，辨识药性，不能把药物的气与味孤立看待，要两相结合。

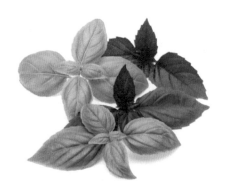

升降浮沉的药性原则

升、降、浮、沉，指的是药物作用于人体产生的四种反应。

 就是上升、升提的意思，能治病势下陷的药物，都有升的作用。

 就是下降、降逆的意思，能治病势上逆的药物，都有降的作用。

 就是轻浮、上行发散的意思，能治病位在表的药物，都有浮的作用。

就是重沉、下行泄利的意思，能治病位在里的药物，都有沉的作用。

归纳来说，凡升浮的药物，都能上行、向外，如具有升阳、发表、散寒、催吐等作用的药物，药性是升浮的。凡沉降的药物，都能下行、向里，如具有清热、泻下、利水、收敛、平喘、止呕等作用的药物，药性都是沉降的。

升、降、浮、沉，既是四种不同药性，又在临床上作为用药原则存在。

人体发生病变的部位有上、下、表、里的不同，病势有上逆和下陷的差别，在治疗上就需要对症下药。病势上逆者，宜降不宜升，如胃气上逆的呕吐，当用生姜、半夏等降逆止呕，不可用瓜蒂等涌吐药；病位在表者，宜发表而不宜收敛，因表证须发汗解表，当用紫苏、生姜等升浮药，而不能用浮小麦、糯稻根等收敛止汗药。

升降浮沉的药性，一般来说和药物的性味、质地有一定关系。在药性方面来说，凡味属辛甘、性属温热的药物，大都为升浮药；味属苦、酸、咸，性属寒凉的药物，大都为沉降药，因此有"酸咸无升、辛甘无降、寒无浮散、热无沉降"的说法。

君臣佐使，中药配伍要各司其职

方剂的组成不是单纯药物的堆积，而是有一定的原则和规律。中药配伍的核心原则——君臣佐使理论，出自《神农本草经》："上药一百二十种为君，主养命；中药一百二十种为臣，主养性；下药一百二十种为佐使，主治病。"《素问·至正要大论》还提及："主病之谓君，佐君之谓臣，应臣之谓使。"表明了多用君臣佐使来说明中药方剂中的主次关系。

将"君、臣、佐、使"的概念分述如下：

君药

又叫主药，是在处方中对处方的主证或主病起主要治疗作用的药物，一般效力较强，药量较大。它体现了药方的主治方向，其药力居首，是方剂中不可缺少的药物。

臣药

顾名思义，臣药是用来协助和加强主药作用的药物。

佐药

佐药是指方剂中具有另一种性质的辅药。它又分：

（1）正佐：协助主药治疗兼证，用以消除或减缓君药、臣药的毒性或烈性。

（2）反佐：对主药起抑制作用，减轻或消除主药的不良反应。

使药

使药分为引经药、调和药两种，且配伍意义不同：

（1）引经药：能引方中诸药至病灶的药物。

（2）调和药：具有调和方中诸药作用的药物。

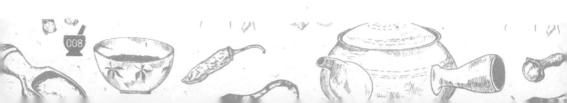

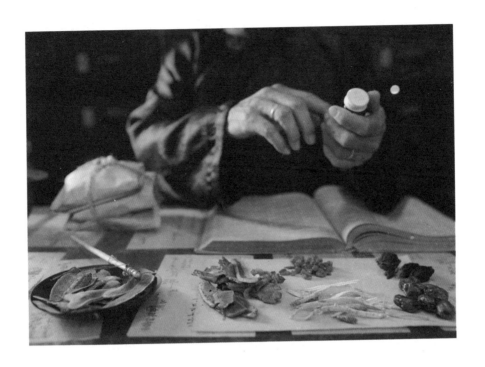

　　一个方剂中药物的君、臣、佐、使，是以药物在方剂中所起的作用为依据的。遣药组方并没有固定的模式，方剂中的臣、佐、使药不一定都具备，每味药也不止任一职。但任何方剂组成里君药是必须有的。一般来说，君药的药味较少，而且不论何种药，在作为君药时其用量都比作为臣、佐、使药时要大，这是一般情况下对组方基本结构的要求。至于药味繁多的大方，或多个基础方剂组合而成的复方，分析时按组成方药的功用归类，分清主次即可。

　　简单的方剂，除主药外，其他成分不一定都具备。如左金丸，只有主药黄连和佐药吴茱萸；复杂的方剂主药可有两味或两味以上，臣、佐、使药也可有两味或多味。

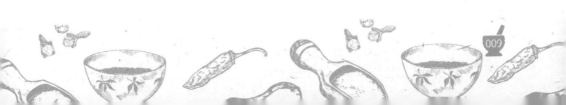

05 中药归经与五脏六腑的联系

归经是药物作用的定位概念，即表示药物在机体作用的部位。归是作用的归属，经是脏腑经络的概称。所谓归经，就是指药物对于机体某部分的选择性作用，即主要对某些脏腑经络明显的作用，而对其他经则作用较小，甚或无作用。也就是说，归经是说明某种药物对某些脏腑经络的病变起着主要或特殊的治疗作用，药物的归经不同，其治疗作用也就不同。

药物归经理论的起源和形成，可追溯到先秦的文史资料《周礼》及秦汉以来的《黄帝内经》《神农本草经》等医药文献，这些资料广泛论述了五味作用定向定位的概念，可视为归经理论的先声。

药物归经是以脏腑、经络理论为基础的。由于经络能够沟通人体的内外表里，所以一旦人体发生病变，体表的病症可以通过经络而影响内在的脏腑，脏腑的病变也可通过经络而反映到体表。各个脏腑经络病变而产生的症状是各不相同的，如肺有病变时，常出现咳嗽、气喘等症；肝有病变时，常出现胁痛、抽搐等症。在临床上，用贝母（四川产的贝母叫川贝）、杏仁能止咳，说明归肺经；用青皮、香附能治胁痛，说明归肝经。由此可见，药物的归经也是人们长期从临床的疗效和观察中总结出来的。

归经理论只是概括药物性能的一个方面，临床应用时，还必须与四气五味、升降浮沉学说结合起来。同归肺经的药物，由于四气的不同，其治疗作用也有差异。如紫苏温散肺经风寒，薄荷凉散肺经风热。同归肺经的药物，由于五味的不同，作用亦大相径庭。如乌梅酸收，敛肺止咳；陈皮苦燥，燥湿化痰。同归肺经的药物，因其升降浮沉之性不同，作用亦迥异。如桔梗、麻黄药性升浮，故能开宣肺气、止咳平喘；杏仁、苏子药性降沉，故能泻肺止咳平喘。

四气五味、升降浮沉、归经同是药性理论的重要组成部分，在应用时必须结合起来，全面分析，才能准确地指导临床用药。

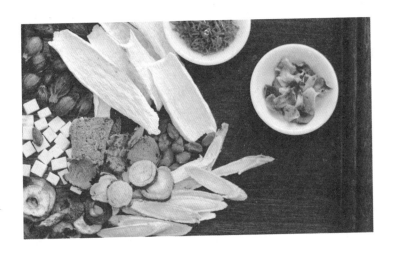

中药配伍『七情』说

在中药配伍应用的情况下，药物与药物之间出现相互作用的关系。有些药物因协同作用而增进疗效，也有些药物因互相对抗而抵消、削弱原有的功效；有些药物因为相互配用而减轻甚至消除了毒性或不良反应，也有些药物因为相互作用而使作用减弱或发生不利于人体的作用；等等。上述情况，古人总结归纳为中药"七情"说。

单行

单用一味药来治疗疾病。例如，单用一味马齿苋来治疗痢疾；独参汤单用一味人参大补元气、治疗虚脱等。

相须

功用相类似的药物，配合应用后可以起到协同作用，加强了药物的疗效，如石膏、知母都能清热泻火，配合应用作用更强；大黄、芒硝都能泻下通便，配合应用作用更为明显等。

相使

用一种药物作为主药，配合其他药物来提高主药的功效。如脾虚水肿，用黄芪配合茯苓，可加强益气健脾利水的作用；胃火牙痛，用石膏清胃火，再配合牛膝引火下行，促使胃火牙痛更快地消除等。

相畏

一种药物的毒性或其他有害作用能被另一种药物抑制或消除。如生半夏有毒性，可以用生姜来消除它的毒性。

相杀

一种药能消除另一种药物的毒性反应。如防风能解砒霜毒，绿豆能减轻巴豆毒性等。

相恶

两种药配合应用以后，一种药物可以减弱另一种药物的药效。如人参能大补元气，配合莱菔子同用，就会损失或减弱补气的功能等。

相反

两种药物配合应用后，可能发生剧烈的不良反应。

相须、相使，能使药物更好地发挥疗效。

相畏、相杀，在使用毒性药物或具有不良反应的药物时需要加以注意。

相恶、相反，则是用药时不能使用的配伍方案。

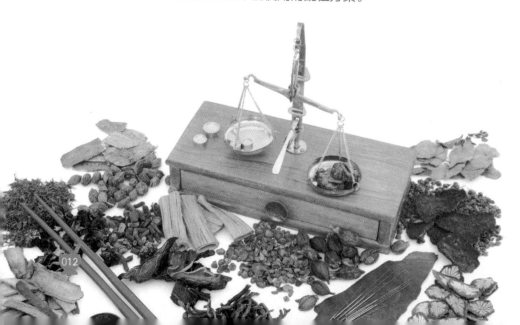

随着医药的发展，又经过历代医生长期的临床实践，中药在保留传统内容的基础上，又采用现代制剂的方法不断推陈出新，制成了各种新的剂型，如针剂、片剂、冲剂、糖浆剂、浸膏、流浸膏以及橡皮膏等，便于临床应用。目前中药剂型有汤剂、散剂、丸剂、膏剂、丹剂、酒剂、茶剂、药露、锭剂、饼剂、条剂、线剂、灸剂、糖浆剂、片剂、冲服剂、针剂等。

这里我们主要讲五种最常使用的剂型：

膏剂

膏剂是将药物用水或植物油煎熬浓缩而成的剂型。有内服和外用两种。内服膏剂有流浸膏、浸膏、煎膏剂或称膏滋；外用膏剂有药膏，亦称膏药。常见内服膏剂有甘草流浸膏、枇杷膏、穿心莲软膏等；外用膏剂有跌打损伤常用的风湿跌打止痛膏、狗皮膏等。

丹剂

丹剂多指用含汞、硫黄等矿物经过加热升华而成的剂量小、作用大的一种化合制剂。此剂有内服和外用两种，外用的有红升丹、白降丹等，内服的有天王补心丹、大小活络丹等。但由于临床运用的习惯，某些较贵重的药物，或有特殊功效的药物剂型，亦称为丹，因此丹并非一种固定的剂型。

丸剂

丸剂是将药物碾研成细末，以蜜、水或米糊、面糊、酒、醋、药汁等为赋形剂制成的固体剂型。李东垣《药类法象》说："丸者缓也，不能速去之，其用药之舒缓而治之意也。"丸剂吸收缓慢，药力持久，而且体积小，服用、携带、贮存都比较方便。一般适用于慢性疾病，亦有用于急救的，如安宫牛

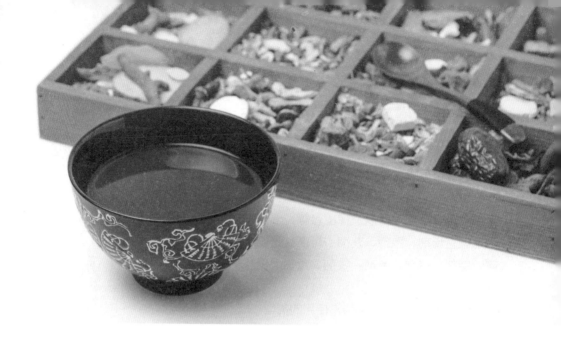

黄丸、紫雪丹等。毒性大、难入煎剂的药或贵重、芳香、不宜久煎的药物，亦应作丸剂，如麝香保心丸、苏合香丸等。

散剂

散剂是将药物碾研成的混合均匀的干燥粉末。散剂有制作简便、便于服用和携带、节约药物、不易变质等优点，分内服与外用。内服散剂末细量少者，可直接冲服，如七厘散等；亦有研成粗末，临用时加水煮沸取汁服的，如香苏散等。外用散剂一般作为外敷、掺撒疮面或患病部位，如双柏散等；亦有点眼、吹喉等外用方式，如冰硼散等。

汤剂

把药物混合，加水煎煮后，去渣取汁饮服的剂型，称为汤剂，是目前中医开方最常见的剂型，适用于一般疾病或急性疾病。李东垣《药类法象》说："汤者荡也，去大病用之。"汤剂吸收快，易发挥疗效，且便于加减使用，能较全面、灵活地照顾到每个病人或各种病症的特殊性。

药材配伍禁忌

中药的配伍禁忌，指在一般情况下不宜配合使用的药物，包括十八反、十九畏。其中所提及的药物，部分已经被证明可以合用。只是目前还有待进一步深入研究，若无充分根据和应用经验，仍须避免盲目配合应用。

"十八反"

"十八反"歌最早见于张子和《儒门事亲》：

本草明言十八反，半蒌贝蔹及攻乌，

藻戟遂芫具战草，诸参辛芍叛藜芦。

乌头——反——贝母、瓜蒌、半夏、白蔹、白及

甘草——反——甘遂、大戟、芫花、海藻

藜芦——反——人参、沙参、丹参、玄参、苦参、细辛、芍药

"十九畏"

"十九畏"歌诀首见于明代刘纯《医经小学》：

硫黄原是火中精，朴硝一见便相争。

水银莫与砒霜见，狼毒最怕密陀僧。

巴豆性烈最为上，偏与牵牛不顺情。

丁香莫与郁金见，牙硝难合京三棱。

川乌草乌不顺犀，人参最怕五灵脂。

官桂善能调冷气，若逢石脂便相欺。

硫黄畏朴硝，水银畏砒霜，狼毒畏密陀僧，巴豆畏牵牛，丁香畏郁金，牙硝畏三棱，川乌、草乌畏犀角，人参畏五灵脂，官桂畏石脂。

特殊人群中药配伍禁忌

孕产妇

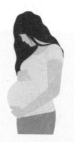

妊娠期间服用某些药物，可引起胎动不安，甚至造成流产。根据药物对孕妇和胎儿影响程度大小，分禁用药与慎用药两类。

【禁用药】

大多毒性较强或药性猛烈。如剧烈泻下药巴豆、芦荟、番泻叶；逐水药芫花、甘遂、大戟、商陆、牵牛子；催吐药瓜蒂、藜芦；麻醉药闹羊花；破血通经药干漆、三棱、莪术、阿魏、水蛭、虻虫；通窍药麝香、蟾酥；其他剧毒药如水银、砒霜、生附子、轻粉等。

【慎用药】

大多是烈性或有小毒的药物。如泻下药大黄、芒硝；活血祛瘀药桃仁、红花、乳香、没药、王不留行、益母草、五灵脂等；通淋利水药冬葵子、薏米；重镇降逆药磁石；其他如半夏、南星、牛黄、贯众等。

凡禁用药都不能使用，慎用药则应根据孕妇病情酌情使用，谨遵医嘱，可用可不用者，都应尽量避免使用，以免发生意外。

老年人

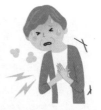

老年人作为特殊人群，机体免疫力和身体素质较为低下，也有可能伴随许多慢性病，因此使用中药也需重视，谨遵医嘱。

例如，老年人喜欢用胖大海泡茶，但只适于风热邪毒侵犯咽喉所致的音哑，若是因为声带小结、声带闭合不全或烟酒过度引起的嗓子嘶哑，用胖大海是无效的。长期饮用胖大海会产生大便稀薄、胸闷等不良反应，特别是老年人突然失音及脾虚者更应慎用。

还有最常见的甘草片，虽然甘草有补脾益气、清热解毒等功效，但长期服用可能引起水肿和血压升高。

很多中药都有很好的滋补功效，适当进补可以促进健康、防治疾病，但由于老年人消化功能较弱，过度进补会增加肠胃负担，出现肠胃道不适的症状，甚至产生严重的肠胃疾病。

婴幼儿童

婴幼儿作为特殊人群，服用中药需要格外注意。

有些家长在孩子咽喉肿痛、咳嗽痰多，或有扁桃体炎时，会选择买六神丸、珍珠丸等中成药，或买夏枯草、菊花、栀子、鱼腥草、淡竹叶、芦根、生地等中草药煲汤给孩子服用。

这类中草药中含有鞣质、挥发油、生物碱以及无机盐等复杂化学成分，因此肝肾功能发育尚不完全的婴幼儿服用后，有可能加重肝肾脏负担，损害正常脏腑。

另外，中成药服用不当也会产生不良反应。如六神丸含有蟾酥，服用过量可能引起消化系统的紊乱，从而产生恶心、呕吐，甚至心律失常、惊厥等症状；又如珍珠丸含有朱砂成分，少量服用能解毒、安神、明目、定惊，而超量服用或长期服用，则会出现齿龈肿胀、咽喉疼痛、唾液增多、恶心、呕吐等现象，甚至出现多梦、记忆力减退、兴奋性增高、不安、失眠等精神症状。

给婴幼儿使用中药应尽量在医生的指导下进行。

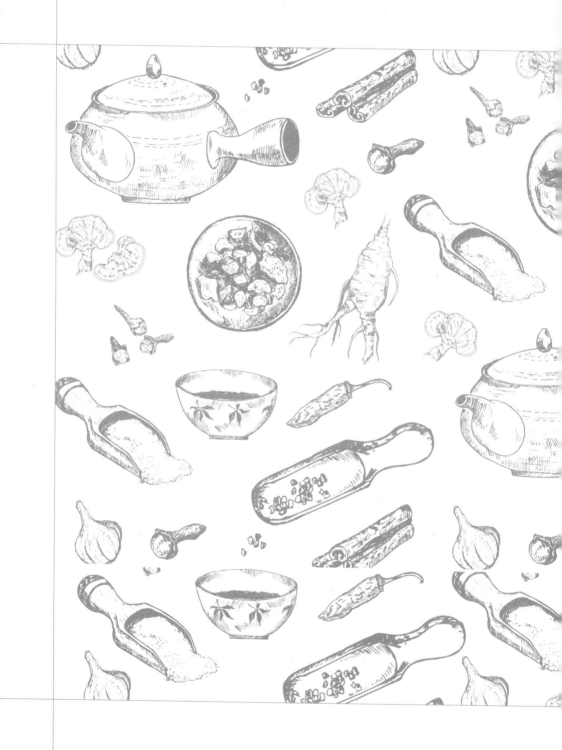

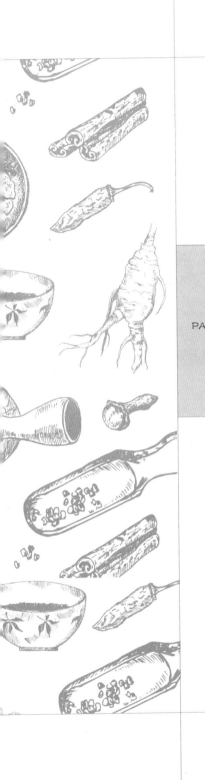

PART **2** 家用中药大盘点

01

补虚

具有补虚扶弱作用，治疗人体虚损不足的药物，称为补虚药，又叫作补益药。补虚药主要用于虚证。所谓虚证，一般说来，有气虚、阳虚、血虚、阴虚等不同类型。补虚药根据它的效果及应用范围，一般也分为补气药、补阳药、补血药、补阴药等。

补气虚

补气药，又称益气药，就是能治疗气虚病症的药物。具有补肺气、益脾气的功效，适用于肺气虚及脾气虚等病症。

人参

性味归经： 性温、平，味甘、微苦；归脾、肺、心经。

功效主治： 大补元气、复脉固脱、补脾益肺、生津、安神。主治体虚欲脱、肢冷脉微、脾虚食少、肺虚喘咳。用于气短喘促、心悸健忘、口渴多汗、食少无力。

使用剂量： 煎服，3～19克。*

用药贴士： 实证、热证忌服，不宜与藜芦、五灵脂制品同服，服药期间不宜同吃萝卜或喝浓茶。

常用配伍：

人参+鸡肉——气阴双补

人参鸡汤

材料： 人参5克，鸡肉250克，红枣5枚，葱段、姜片、蒜瓣、盐各适量。

做法： 将鸡肉清洗干净。锅中注入适量水，放入鸡肉、人参、红枣、姜片、葱段、蒜瓣炖煮120分钟。加盐调味即可。

功效： 人参甘温补气；鸡肉滋阴，防止人参温燥伤阴。二者配伍，气阴双补，适合身体虚弱的盗汗患者。

---

*注:所有药材使用剂量为每次使用量，根据实际情况可调整。

黄芪

性味归经： 性微温，味甘；归肺、脾、肝、肾经。

功效主治： 益气固表、利水消肿、排毒生肌。用于气虚乏力、食少便溏、中气下陷、久泻脱肛、糖尿病、骨质疏松、自汗、盗汗、水肿、疮疡久不愈合、脱肛、头晕等病症。

使用剂量： 煎服，9～30克。

用药贴士： 高血压、面部感染等患者应慎用，消化不良、上腹胀满和有实证、阳证等情况的不宜用黄芪。

常用配伍：

黄芪+羊肉——补气益血

参芪羊肉羹

材料： 人参5克，黄芪6克，羊肉50克，粳米50克，盐适量。

做法： 将各材料洗净，一起放入锅中，加适量水熬煮，至粥熟烂。

功效： 羊肉可促进血液循环，增温御寒，配黄芪则可增强补益气血之功用，又能行气活血通经。

黄芪+陈皮——健脾开胃

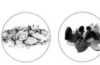

黄芪陈皮粥

材料： 粳米50克，黄芪15克，陈皮3克，红糖少许。

做法： 将陈皮研磨成粉，粳米洗净。黄芪加适量水，煎取浓汁去渣，加入粳米、红糖煮成粥，加入陈皮粉略煮即可。

功效： 陈皮能调和脾胃、化痰湿、止呕恶，和黄芪一起搭配煮粥，可以改善食欲，健脾和胃。

山药

性味归经： 性平，味甘；归脾、肺、肾经。

功效主治： 补脾养胃、生津益肺、补肾涩精。用于脾虚食少、久泻不止、肺虚喘咳、肾虚遗精、带下、尿频、糖尿病等。

使用剂量： 入汤，10～30克；量多60～120克，若研末服用，每次6～10克。

用药贴士： 腹泻者或患有感冒、发热者不宜服用。不可与碱性药物（如胃乳片）服用，烹煮的时间不宜过久。

常用配伍：

山药+人参——益气健脾

山药人参鸡汤

材料： 山药25克，人参5克，鸡肉300克，盐、姜、红枣各适量。

做法： 将各材料洗净，鸡肉烫熟。加水放入所有材料炖煮120分钟。

功效： 山药补脾养胃，人参大补元气。两药配伍，能增强益气健脾的功效，适合消化不好、体虚面黄者服用。

山药+红枣——益气健脾

山药枣茶

材料： 山药10克，红枣5枚。

做法： 将山药、红枣洗净，放入杯中，用沸水冲泡，加盖闷10分钟即可。

功效： 山药补益脾胃，红枣补中益气、调理气血。二者搭配制作药茶，可以补脾益气，尤其适合脾胃虚弱、食欲不振的人群。

党参

性味归经： 性平，味甘；归脾、肺经。

功效主治： 补中益气、健脾益肺。用于脾肺虚弱、气短心悸、食少便溏、虚喘咳嗽、内热消渴。

使用剂量： 煎服，9～30克。

用药贴士： 不宜与藜芦同用；气滞和火盛者慎用，有实邪者忌服。

常用配伍：

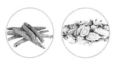

党参+黄芪——益气升阳

参芪鸡汤

材料： 党参、葡萄干各10克，黄芪5克，枸杞6克，鸡肉300克，盐、料酒各适量。

做法： 将各材料洗净。鸡肉切块、烫熟。下党参、黄芪、鸡肉炖100分钟后放入盐、料酒、枸杞、葡萄干调味。

功效： 党参益气、健脾，搭配固表的黄芪，增强益气升阳的作用。服用二药所炖之品对脾虚腹泻伴大便溏稀者有益。

党参+鸽子——壮阳补虚

党参鸽肉羹

材料： 党参15克，鸽肉500克，盐适量。

做法： 将党参、鸽肉洗净。鸽肉用沸水汆烫捞出。锅中注水，放入鸽肉、党参，慢火熬煮120分钟。揭盖，加盐调味即可。

功效： 党参能平和地补身体之虚；鸽肉能补肝壮肾、益气补血、清热解毒。二者相配伍，补益效果更佳，搭配制作的药膳能调和体质。

甘草

性味归经： 性平，味甘；归胃、脾、心、肺经。

功效主治： 补脾益气、清热解毒、祛痰止咳、缓急止痛、调和诸药。用于脾胃虚弱、倦怠乏力、心悸气短、咳嗽痰多、脘腹和四肢挛急疼痛、痈肿疮毒，还可缓解药物之毒性、烈性。

使用剂量： 煎服1.5～9.0克。

用药贴士： 湿热中满、呕吐、水肿的患者忌服。

常用配伍：

甘草+灵芝——清热止咳

灵芝甘草茶

材料： 灵芝6克，甘草5克。

做法： 将灵芝、甘草加水500毫升，煎煮15分钟即可。

功效： 灵芝清利湿热、健脾化痰；甘草性平，善镇咳。二者配伍可改善肺虚咳嗽。

甘草+小麦——养心安神

小麦甘草红枣汤

材料： 小麦30～60克，红枣6～10枚，甘草6克。

做法： 小麦去外壳，红枣去核，二味与甘草一起水煎1小时即成，每日1剂，煎服2次。

功效： 小麦养心，益肾，除热，止渴；甘草补脾益气；红枣能益气生津。三者配伍能滋心养肝、安神，临床用于治疗失眠、焦虑。

补血虚

补血药，又叫养血药，用于治疗血虚病症的药物。血虚主要表现为面色萎黄、嘴唇及指甲苍白，没有红润的颜色，并且有头晕、耳鸣、心悸、健忘、失眠等症；女子还有月经不调的症状。

白芍

性味归经： 性凉，味苦、酸；归肝、脾经。

功效主治： 养血柔肝、缓中止痛、敛阴止汗。主治胸腹疼痛、泻痢腹痛、自汗盗汗、阴虚发热、月经不调、崩漏、带下。

使用剂量： 煎服，5～12克。

用药贴士： 不宜与藜芦同用，虚寒腹痛泄泻者慎服。

常用配伍：

白芍+熟地黄——养肝补血

地黄白芍紫米粥

材料： 紫糯米100克，熟地黄20克，白芍10克，生姜2克。

做法： 各材料洗净，熟地黄、白芍煎取浓汁。紫糯米煮粥，将熟时加入浓汁及生姜拌匀，再煮熟即可。

功效： 熟地黄能补血滋阴而养肝益肾，凡有眩晕均可应用；白芍可以敛阴柔肝，缓急止痛。二者配伍可以增强补养肝血的作用。

白芍+瘦肉——疏肝解郁

柴丹白芍炖瘦肉

材料： 柴胡6克，牡丹皮6克，白芍10克，瘦猪肉
30克，作料适量。

做法： 柴胡、牡丹皮、白芍洗净，与瘦肉共炖，至肉烂熟，加作料适量。饮汤食肉。

功效： 柴胡能和解表里、疏肝、升阳；白芍养血；牡丹皮清热凉血、活血消瘀。三者搭配猪肉食用能疏肝解郁，柔肝清热。

熟地黄

性味归经： 性微温，味甘；归心、肝、肾经。

功效主治： 滋阴补血、益精填髓。用于肝肾虚、腰膝酸软、盗汗遗精、内热消渴、血虚萎黄、心悸怔忡、月经不调等，也是治疗糖尿病、慢性肾炎、高血压、神经衰弱等疾病的常用药材，并具有较佳的滋补效果。

使用剂量： 煎服，9～15克，大剂30克。

用药贴士： 凡外感未清、消化不良、脾胃虚寒、大便泄泻者不宜使用；肝阳上亢而无肝肾虚的高血压症患者不用或慎用；急性支气管炎，临床表现咳血而带痰火者也不宜用。

常用配伍：

熟地黄+乌鸡——调经补血

地黄蒸乌鸡

材料： 乌鸡1只，熟地黄15克，盐、葱花各适量。

做法： 将乌鸡洗净切块；熟地黄洗净切条。将所有材料放入瓷碗隔水用小火蒸熟。揭盖，加盐和葱花调味即可。

功效： 熟地黄可滋阴补血，乌鸡可滋阴调经。将二者配伍，能增强滋阴的功能，调理女性经血，爱美的女性或盗汗者可适量食用。

熟地黄+枸杞——益气补血

枸杞熟地炖甲鱼

材料： 甲鱼300克，枸杞30克，熟地黄15克，北黄芪10克。

做法： 将甲鱼洗净，去头、爪，切成小方块置锅内，放入枸杞、熟地黄、北黄芪，加适量清水烧开，去浮沫，移文火炖至甲鱼肉熟透即成。

功效： 熟地黄重滋阴补血，枸杞补气升阳。两药配伍食用可互补互制，调和阴阳气血，适于形瘦无力，面色苍白或萎黄，精神疲倦，贫血明显，或伴有盗汗虚热者。

何首乌

性味归经： 性微温，味苦、甘、涩；归肝、肾经。

功效主治： 补肝益肾、养血祛风。治肝肾阴亏、须发早白、血虚头晕、腰膝软弱、筋骨酸痛、遗精、崩带、久疟久痢、慢性肝炎、痈肿、瘰疬、肠风、痔疾。

使用剂量： 煎服，9～15克。

用药贴士： 大便溏泄及有湿痰者不宜。何首乌忌与葱、蒜、萝卜同食。此外，何首乌极少有人形，且"人形何首乌"并无特别药用价值。

常用配伍：

何首乌+红枣——补气养血

何首乌红枣茶

材料： 何首乌20克，桂圆肉15克，红枣10枚，红糖适量。

做法： 水煎，加红糖适量，分早、中、晚服用。

功效： 何首乌能补肾养血，红枣能益气生津，桂圆肉补脾胃。三药配伍既能补脾胃之气，又能补营血不足，可治气弱血虚之症，女性喝此茶利于美容养颜。

何首乌+鸡蛋——治虚不受补

何首乌鸡蛋

材料： 何首乌100克，鸡蛋2个，生姜、盐、料酒、味精各适量。

做法： 将何首乌洗净，切块；把鸡蛋、何首乌放入砂锅内，加水适量，再放入生姜、盐、料酒、味精等调料，将砂锅置武火上烧沸，调文火熬至蛋熟，剥壳复煮，吃蛋喝汤。

功效： 补肝肾，益精血，抗早衰。适用于血虚体弱、头晕眼花、须发早白、未老先衰、遗精、脱发以及血虚便秘等症。最适于虚不受补的患者。

当归

性味归经： 性温，味甘、辛；归肝、脾、心经。

功效主治： 补血和血、调经止痛、润燥滑肠。治月经不调、经闭腹痛、癥瘕积聚、崩漏、血虚头痛、眩晕、痿痹、赤痢后重、痈疽疮疡、跌打损伤。

使用剂量： 煎服，6～12克。

用药贴士： 湿阻中满、大便溏泄者慎服。

常用配伍：

当归+黄芪——治气血双亏

归芪鸡汤

材料： 鸡肉300克，当归6克，黄芪6克，盐少许。

做法： 将鸡肉洗净、切块，汆烫之后冷水下锅，大火煮开后加黄芪煮60分钟，再加当归煮20分钟，加盐调味即可。

功效： 当归性温补血；黄芪性温补气，气旺则血生。两药配伍，益气生血功效强，对血虚或气血双亏的患者大有裨益。

当归+红枣——补血调经

红枣山楂当归茶

材料： 红枣5枚，山楂10克，当归6克，白糖适量。

做法： 将各材料洗净放入炖锅内，加水400毫升，大火煮开，转小火煮15分钟。

功效： 当归能补血调经；红枣是补血养血、养身体的上好佳品。二者搭配泡茶饮用，血阴双补，能增强补血调经的功效。

补阴虚

滋阴药，又叫养阴药或补阴药，就是能治疗阴虚病症的药物。具有滋肾阴、补肺阴、养胃阴、益肝阴等功效，适用于肾阴不足、肺阴虚弱、胃阴耗损、肝阴亏乏等病症。

百合

性味归经： 性平，味甘、微苦；归肺、心经。

功效主治： 润肺止咳、清心安神。治肺热久嗽、咳唾痰血、热病后余热未清、虚烦惊悸、神志恍惚、脚气浮肿。

使用剂量： 煎服，9～15克。

用药贴士： 凡风寒咳嗽、脾虚便溏者不宜选用。

常用配伍：

百合+粳米——治气短咳嗽

百合粳米粥

材料： 百合12克，粳米80克。

做法： 将各材料洗净，一同放入锅中，加适量水熬煮，待粥稠香浓即可。

功效： 百合性微寒，善滋阴养肺、安神止咳；粳米善养阴生津、补中益气。二者搭配煲粥食用，可起到气阴双补的作用，可治气短咳喘。

百合+白果——治哮喘咳嗽

百合白果排骨汤

材料： 百合10克，白果15克，排骨30克，姜、盐各适量。

做法： 将各材料洗净，排骨汆烫。所有材料入锅加适量水炖煮80分钟。揭盖，加盐调味即可。

功效： 百合润肺止咳，白果敛肺定喘。两药配伍而用，能增强调理肺脏功能的作用，润肺燥的同时敛肺气，适合哮喘咳嗽的患者服用。

麦冬

性味归经： 性微寒，味甘、微苦；归心、肺、胃经。

功效主治： 养阴生津、润肺清心。用于肺燥干咳、虚劳咳嗽、津伤口渴、心烦失眠、内热消渴、肠燥便秘等症。

使用剂量： 煎服或泡水服，10～15克。

用药贴士： 脾胃虚寒泄泻、胃有痰饮湿浊及暴感风寒咳嗽者均忌服。

常用配伍：

麦冬+百合——滋阴润肺

百合麦冬茶

材料： 麦冬10克，百合10克。

做法： 各材料洗净，放入杯中，用沸水冲泡，加盖闷10分钟即可，随饮。

功效： 百合能润肺生津清热；麦冬功善滋肺阴。二者搭配煎茶饮用，能增强滋阴润肺的功效，还能清肺热，对治疗热病伤肺之燥咳疗效甚佳。

麦冬+川贝——化痰润肺

麦冬川贝饮

材料： 麦冬6克，川贝5克。

做法： 将各材料洗净，放入杯中，用沸水冲泡，加盖闷10分钟即可。

功效： 麦冬滋肺阴而清热；川贝润肺而化痰。二者合用，能增强润肺的作用，使燥痰、黏痰有所化，适合痰黏难咯者服用。

玉竹

性味归经： 性平，味甘；归肺、胃经。

功效主治： 养阴润燥、除烦止渴。治热病阴伤、咳嗽烦渴、虚劳发热、消谷易饥、小便频数。

使用剂量： 煎服，6～12克。

用药贴士： 胃有痰湿气滞者忌服。

常用配伍：

玉竹+鲫鱼——健脾养胃

玉竹鲫鱼健脾汤

材料： 鲫鱼300克，玉竹10克，党参5克，胡萝卜丝20克，葱花、姜、盐各适量。

做法： 将鲫鱼洗净，煎至两面金黄，加玉竹、党参、姜炖煮。汤稠色白时加盐和胡萝卜丝调味，撒入葱花即可。

功效： 玉竹生津养胃，鲫鱼补虚温胃，缓和玉竹药性，使胃热清而不致寒。二者配伍能增强健脾养胃之功效。

玉竹+沙参——清热滋阴

参竹梨盅

材料： 玉竹5克，沙参3克，梨1个。

做法： 将梨去顶，挖去核，制成盅，放入洗净的玉竹、沙参。然后将梨盅放入蒸锅内，蒸10分钟即可。

功效： 玉竹甘润，养肺阴；沙参也润肺养阴。二者搭配不但能增强滋肺阴的作用，因沙参属微寒之品，还能略清肺热，可治阴虚干咳。

阿胶

性味归经： 性平，味甘；归肺、肝、肾经。

功效主治： 滋阴、补血、安胎。治血虚、虚劳咳嗽、吐血、衄血、便血、月经不调、崩中、胎漏。

使用剂量： 内服烊化阿胶5~10克。

用药贴士： 阿胶质地黏腻。消化能力弱的人不宜应用；体内热较重，有口干舌燥、潮热盗汗症状时也不适合服用阿胶。

常用配伍：

阿胶+桂圆——安神助眠

阿胶桂圆红枣水

材料： 阿胶12克，桂圆15克，红枣5枚。

做法： 将各材料洗净，一同放入锅中，小火煮20分钟即可。

功效： 阿胶除了能补血滋阴，搭配可补血养心的桂圆，能增强补血的作用，还能安神助眠，对阴血亏虚的失眠患者有益。

阿胶+红枣——补血养血

阿胶红枣粥

材料： 粳米50克，阿胶10克，红枣10枚，冰糖适量。

做法： 粳米与红枣煮粥，阿胶融化，与冰糖加入粥内搅匀，煮开即可。

功效： 阿胶能补血；红枣为补气、补血之物。二者配伍能增强补血之力，红枣可缓和阿胶的黏滞之性，使血液流动起来。

枸杞

性味归经： 性平，味甘；归肝、肾经。

功效主治： 滋肾、补肝、明目。治肝肾阴亏、腰膝酸软、头晕目眩、目昏多泪、虚劳咳嗽、消渴、遗精。

使用剂量： 煎服或生食，每日20～30颗。

用药贴士： 外邪实热，脾虚有湿及泄泻者忌服。

常用配伍：

枸杞+菊花——清肝明目

枸杞菊花茶

材料： 枸杞5克，菊花8克。

做法： 将各材料洗净，一同放入杯中，用沸水冲泡，加盖闷10分钟即可。

功效： 枸杞养肝明目，菊花善清肝热，能增强枸杞明目的功效，使养肝与清肝共奏效。阴虚内热扰目的患者平日可用二者相配泡茶饮用。

枸杞+麦冬——补肺肾

枸杞麦冬排骨汤

材料： 排骨300克，土豆100克，胡萝卜20克，枸杞5克，麦冬8克，姜3克，盐适量。

做法： 各材料洗净，排骨汆烫。将排骨、土豆等材料放入煲内煮80分钟。揭盖加枸杞煮5分钟后加盐调味即可。

功效： 枸杞滋阴填精；麦冬生津解渴、润肺止咳。二者搭配调和肺肾，清肺燥同时补肾阴。

补阳虚

助阳药，又名补阳药，就是能治疗阳虚病症的药物。具有助肾阳、益心阳、补脾阳的功能，适用于肾阳不足、心阳不振、脾阳虚弱等症。

鹿茸

性味归经： 性温，味甘、咸；归肝、肾经。

功效主治： 补肾壮阳、益精生血、强筋壮骨，主治肾阳不足、精血亏虚所致的畏寒肢冷、阳痿早泄、宫冷不孕、尿频遗尿、腰膝酸软、筋骨无力。

使用剂量： 研末，1~2克。

用药贴士： 阴虚阳亢、血分有热、胃火炽盛、肺有痰热及外感热病者均忌服。

常用配伍：

鹿茸+甲鱼——滋阴补阳

鹿茸甲鱼滋补汤

材料： 鹿茸2克，甲鱼250克，姜、葱各3克，盐适量。

做法： 将鹿茸、甲鱼、姜洗净放入锅中，加水炖煮2小时，下盐和葱花调味即可。

功效： 鹿茸补肾阳；甲鱼性寒，能滋阴，补阳而不伤阴。二者配伍，适合阴阳两虚者食用。

鹿茸+红参——补气壮阳

鹿茸红参鸡汤

材料： 鸡肉300克，鹿茸2克，红参2克，胡萝卜、葱段、盐各适量。

做法： 将鸡肉洗净、切块。将鸡肉、鹿茸、红参、胡萝卜、葱段放入炖盅内，加适量水，隔水小火炖3小时，加盐调味即可。

功效： 鹿茸善补益肝肾，调理冲任；鸡肉滋补养阴；红参性温。三者配伍可以补气壮阳。

杜仲

性味归经： 性温，味甘；归肝、肾经。

功效主治： 补肝肾、强筋骨、安胎。用于肾虚腰痛、筋骨无力、妊娠漏血、胎动不安、高血压等。

使用剂量： 煎煮成药汤服用，10~15克。

用药贴士： 阴虚火旺者慎服。

常用配伍：

杜仲+五加皮——治风湿关节炎

风湿饮

材料： 杜仲10克，五加皮8克。

做法： 将各材料洗净，一同放入杯中，用沸水冲泡，加盖闷10分钟即可。

功效： 杜仲强筋骨，搭配可祛风湿的五加皮，强壮筋骨之余又祛风湿，是补泻兼施的良方，对风湿性关节炎及其引起的关节不利有治疗作用。

杜仲+羊肾——补肾健体

杜仲炒羊肾

材料： 羊肾200克，杜仲8克，葱段10克，姜末5克，酱油5毫升，盐、黄酒、食用油各适量。

做法： 杜仲煎煮成药汁。羊肾切小块腰花，加药汁拌匀。油烧热，爆炒腰花，加入所有配料，炒片刻即可。

功效： 杜仲能补肝肾、强筋骨，在临床上主要用于肾虚腰部酸痛，配伍同样温补的羊肾可以增强强筋壮骨、调理冲任的功效。

肉桂

性味归经： 性热，味辛、甘；归肾、脾、膀胱经。

功效主治： 补元阳、暖脾胃、除积冷、通血脉。治命门火衰、肢冷脉微、亡阳虚脱、腹痛泄泻、寒疝奔豚、腰膝冷痛、经闭癥瘕、阴疽流注及虚阳浮越、上热下寒。

使用剂量： 内服煎汤，1.5~4.5克。

用药贴士： 阴虚火旺者忌服，孕妇慎服。

常用配伍：

肉桂+炙甘草——升压

肉桂炙甘草饮

材料： 肉桂、桂枝、炙甘草各10克。

做法： 先将上述三味药锉成粗末，备用。每次将药末适量放于茶壶中，用开水泡约10分钟，即可当茶饮用。代茶频饮，连服1周。

功效： 桂枝温经通络，肉桂长于温肾祛寒，炙甘草益气壮阳。三者配伍能壮心阳，升血压，主治心阳不足所致的头晕、精神困倦、四肢无力、低血压等症。

肉桂+小茴香——补中益气

肉桂小茴香羊肉汤

材料： 小茴香10克，肉桂5克，生姜10克，黄羊肉500克，调料适量。

做法： 先将黄羊肉洗净，切成小块，生姜切片，连同小茴香、肉桂、调料一块放入砂锅中，加适量水炖煮50分钟。

功效： 小茴香理气止痛，肉桂温肾补元阳，搭配生姜和黄羊肉能补中益气，散寒止痛。主治脾胃虚寒之脘腹隐痛、大便稀溏、下利清谷、消化不良、体倦肢冷等症。冬令时节用之进补尤为适宜。

冬虫夏草

性味归经： 性温，味甘；归肺、肾经。

功效主治： 具有补虚损、益精气、止咳嗽、补肺肾之功效。主治肺肾两虚、精气不足、阳痿遗精、咳嗽气短、自汗盗汗、腰膝酸软、劳嗽痰血、病后虚弱等症。

使用剂量： 煎汤，5~10克。

用药贴士： 感冒风寒引起的咳嗽者不适合使用，肺热咯血者不宜用。

常用配伍：

冬虫夏草+枸杞——治肺肾虚哮喘

虫草枸杞润肺茶

材料： 冬虫夏草2克，枸杞5克。

做法： 将各材料洗净，一同放入杯中，用沸水冲泡，加盖闷10分钟即可。

功效： 冬虫夏草补阳益肺，搭配枸杞滋阴补血，可防治补阳太过引起的肺燥，滋肺阴而敛气，益肾阳而纳气，适合肺肾两虚的哮喘患者。

冬虫夏草+鸭肉——治虚咳

虫草鸭肉汤

材料： 冬虫夏草2克，鸭肉250克，姜、枸杞各3克，盐适量。

做法： 将各材料洗净，鸭肉氽烫。锅中注水，放入鸭肉、冬虫夏草、姜、枸杞炖煮90分钟，加盐调味即可。

功效： 冬虫夏草能补肾益肺；鸭肉性寒，可滋五脏之阴、清虚劳之热，缓和冬虫夏草的药性，使补阳而不过。二者搭配炖汤，可治虚咳。

02

解表清热

　　能疏肌解表、促使发汗，用以发散表邪、解除表证的药物，称作解表药。解表药虽能透过发汗解除表证，但出汗过多会耗散阳气，损伤津液。因此，凡自汗、盗汗、热病伤津以及阴虚发热等症，应慎用解表药。

发散风寒

　　发散风寒药，性味多为辛温，发汗作用较强。适用于风寒感冒，呈现恶寒发热、无汗、鼻塞或流清涕、舌苔薄白、口不渴、脉浮等寒象比较突出的表证。咳嗽气喘、脚气、水肿及风湿痛等初起具有上述表证的患者，也可应用。

麻黄

性味归经： 性温，味辛、微苦；归肺、膀胱经。

功效主治： 发汗、平喘、利水。治伤寒表实、发热恶寒无汗、头痛鼻塞、骨节疼痛、咳嗽气喘、风水浮肿、小便不利、风邪顽痹、皮肤不仁、风疹瘙痒。

使用剂量： 煎汤，1.5～6.0克。

用药贴士： 凡素体虚弱而自汗、盗汗、气喘者，均忌服。

常用配伍：

麻黄+桂枝——发汗解表

麻黄汤

材料： 麻黄9克，桂枝6克，杏仁6克，甘草3克。

做法： 将各材料洗净，一同放入锅中加水煎服。

功效： 麻黄以发散与宣肺为主，配桂枝发汗解表，配杏仁止咳平喘，配甘草调和诸药，用于外感风寒、恶寒、无汗、头痛、身疼等表实者。

生姜

性味归经： 性温，味辛；归肺、脾、胃经。

功效主治： 发表、散寒、止呕、化痰。治感冒风寒、呕吐、痰饮、喘咳、胀满、泄泻，可解半夏、天南星及鱼蟹、鸟兽肉毒。

使用剂量： 内服煎汤，3~9克，或捣汁服用。

用药贴士： 阴虚内热者忌服。

常用配伍：

生姜+甘草——润肺解渴

生姜甘草汤

材料： 生姜15克，甘草12克，人参9克，红枣12枚。

做法： 将材料碾为粗末，放入锅中水煎，分3次服。

功效： 治肺痿，咳唾涎沫，咽燥口渴。生姜辛温不燥用来温肺，配人参、甘草、红枣，用其甘腻而制生姜之辛散，使补而不滞。

生姜+当归——养血温中

当归生姜羊肉汤

材料： 当归30克，生姜30克，羊肉500克，生姜、盐各适量。

做法： 当归、生姜切片，羊肉去筋膜，入沸水锅内氽去血水后，捞出凉凉，切条备用。砂锅内加清水适量，放入羊肉、当归、盐和生姜，在武火上烧沸后，去浮沫，改用文火炖约1.5小时至羊肉熟烂即可。

功效： 当归能补血活血、润燥滑肠；生姜性温能散寒。二者配伍能养血温中、调经止痛，主治血虚有寒又见腹中冷痛，妇女产后虚寒腹痛或虚寒性的痛经等病症。

发散风热

发散风热药，性味多为辛凉，发汗作用较为缓和，适用于外感风热初起，发热恶寒，而以口渴，有汗或无汗，咽喉肿痛，舌苔薄白而干或薄黄，脉浮数等热象比较突出的表证。至于风热所致的咳嗽与麻疹，也可选用。

薄荷

性味归经： 性凉，味辛；归肺、肝经。

功效主治： 疏风散热、辟秽解毒。治外感风热头痛、目赤、咽喉肿痛、食滞气胀、口疮、牙痛、疮疥红疹。

使用剂量： 煎服3~6克，在煎药时宜后下。

用药贴士： 肺虚咳嗽、阴虚发热者不宜用；哺乳妇女一般不宜多用，因本品具有退乳的不良反应。

常用配伍：

薄荷+鸡肉——清热补气

清凉鸡汤

材料： 薄荷5克，鸡肉300克，姜片、盐各适量。

做法： 将各材料洗净，鸡肉汆烫。锅中注水和所有材料，炖煮100分钟。揭盖，加盐调味即可。

功效： 薄荷辛凉、清表热；鸡肉补脾益气。二者配伍，可缓和薄荷辛凉之力，使热去不留寒，同样鸡肉的温补之性亦可因薄荷而缓和。

薄荷+金银花——清热解毒

金银花清凉茶

材料： 金银花10克，薄荷5克。

做法： 将各材料洗净，一同放入杯中，用沸水冲泡，加盖闷10分钟即可。

功效： 薄荷性凉，疏散风热；金银花清热解毒、散表邪，为疏散风热常用之品。二药配伍煎茶，可增强发散风热的功效，还能利咽解毒。

桑叶

性味归经： 性寒，味甘、苦；归肺、肝经。

功效主治： 祛风清热、凉血明目。治风温发热、头痛、目赤、口渴、肺热咳嗽、风痹、瘾疹、下肢皮肿。

使用剂量： 内服煎汤，5~10克，或入丸、散。

用药贴士： 外用可煎水洗眼。蜜炙可增强润肺止咳的作用。

常用配伍：

桑叶+菊花——宣肺止咳

桑菊饮

材料： 桑叶7.5克、菊花3克、薄荷2.5克、桔梗6克、杏仁6克、连翘5克、芦根6克、生甘草2.5克。

做法： 将各材料洗净，一同放入杯中，用沸水冲泡，加盖闷10分钟即可。

功效： 方中桑叶、菊花疏散肺中风热，宣肺止咳，连翘清解肺热，以杏仁肃降肺气，以桔梗宣利肺气，以薄荷助桑叶、菊花疏散风热，以芦根清热生津，生甘草清热益气，调和诸药，用以疏散风热、宣肺止咳。

桑叶+蝉蜕——镇惊散热

桑菊蝉蜕饮

材料： 桑叶10克，菊花10克，蝉蜕6克，白糖适量。

做法： 将桑叶、菊花择净，蝉蜕去头足，放入锅中，加水适量，武火烧沸，文火煎15分钟，滤渣取汁。再加白糖搅匀即成，随饮。

功效： 桑叶、菊花都能宣肺止咳，蝉蜕能宣肺定痉。三者配伍能最大功效地疏风散热，镇惊，主治小儿惊风，缓解发热、头痛、咳嗽、流涕等症状。

菊花

性味归经： 性微寒，味甘、苦；归肺、肝经。

功效主治： 疏风、清热、明目、解毒。治头痛、眩晕、目赤、心胸烦热、疔疮、肿毒。

使用剂量： 内服煎水，5～9克。

用药贴士： 气虚胃寒、食少泄泻患者，宜少用之。

常用配伍：

菊花+金银花——清热降火

双花降火饮

材料： 菊花5克，金银花5克。

做法： 将各材料洗净，放入杯中，用沸水冲泡，加盖闷10分钟即可。

功效： 菊花清热解毒，配伍同样善清热解毒的金银花煎茶饮用，能增强自身功效，适合咽喉肿痛、疮疡初起的患者饮用，可帮助透毒外出。

菊花+天麻——清热降压

菊花天麻山楂降压茶

材料： 菊花10克，天麻5克，山楂6克。

做法： 将各材料洗净，放入杯中，用沸水冲泡，加盖闷10分钟即可。

功效： 菊花能治头痛眩晕；山楂消食健胃，行气散瘀；天麻能够平肝潜阳，息风止痉。三者配伍能清热、降压，但中气不足引起的高血压患者以及脉搏弱的人，则不适合饮用此茶。

柴胡

性味归经： 性微寒，味苦；归肝、胆、肺经。

功效主治： 和解表里、疏肝、升阳。治寒热往来、胸满胁痛、口苦耳聋、头痛目眩、疟疾、下利脱肛、月经不调、子宫下垂。

使用剂量： 煎汤，2.4~4.5克。

用药贴士： 凡阴虚所致的咳嗽、潮热不宜用，高血压、肺结核慎用。

常用配伍：

柴胡+白芍——疏肝清热

柴芍丹皮炖瘦肉

材料： 柴胡6克，牡丹皮6克，白芍10克，瘦猪肉30克，作料适量。

做法： 柴胡、牡丹皮、白芍洗净，与瘦肉共炖，至肉烂熟，加作料适量。饮汤食肉。

功效： 柴胡能疏肝升阳，白芍性凉能养血柔肝。二者互补的配伍能疏肝解郁，柔肝清热。

柴胡+桂枝——散热和胃

柴胡桂枝干姜汤

材料： 柴胡24克，桂枝9克，干姜3克，栝楼根12克，黄芩9克，牡蛎6克，甘草6克。

做法： 加入水1.2升，煮取600毫升，去滓，再煎取300毫升，温服150毫升，日二服。

功效： 柴胡和桂枝都能疏散解表退热，二者配伍解表退热功效显著，还能疏肝和胃，可以用来治疗肝胃不和导致的胸闷、腹胀、腹痛，以及大便不畅、食欲不振、呕吐等。

清热解毒

能清热邪、解热毒，适用于各种热毒病症的药物，就叫清热解毒药。热毒病症主要是指丹毒、斑疹、疮痈、喉痹、痢疾等因为火热壅盛、郁结成毒的病症。

金银花

性味归经： 性寒，味甘；归肺、心、胃经。

功效主治： 清热解毒。治温病发热、热毒血痢、痈疡、肿毒、瘰疬、痔漏。

使用剂量： 煎汤，6～16克。

用药贴士： 脾胃虚寒及气虚者忌服。

常用配伍：

金银花+蜂蜜——清心解毒

金银花蜂蜜茶

材料： 金银花15克，蜂蜜适量。

做法： 将金银花洗净，放入杯中，用沸水冲泡，加盖闷10分钟，加适量蜂蜜调味即可。

功效： 金银花善清热解毒、散表邪，为疏散风热常用之品；中医认为，蜂蜜味甜，能清心除烦。二者配伍能清心解毒，缓解胸闷气短、咽喉肿痛。

金银花+水鸭——清热滋阴

金银花水鸭煲

材料： 水鸭350克，金银花20克，南瓜100克，姜片、盐各适量。

做法： 将各材料洗净，水鸭氽烫。锅中注水，放入所有材料煲煮100分钟。揭盖，加盐调味即可。

功效： 金银花疏外热；水鸭清里热、养阴。二者搭配炖汤食用，表里热毒同清，还能滋阴，治阳亢之证。

鱼腥草

性味归经： 性寒，味辛；归肺经。

功效主治： 清热解毒、利尿消肿。治肺炎、肺脓疡、热痢、疟疾、水肿、淋病、白带、痈肿、痔疮、脱肛、湿疹、秃疮、疥癣。

使用剂量： 煎汤，9~15克。

用药贴士： 虚寒证及阴性外疡者忌服。

常用配伍：

鱼腥草+绿豆——清热利尿

鱼腥草绿豆猪肚汤

材料： 鲜鱼腥草100克，绿豆50克，猪肚200克，姜、葱及盐各适量。

做法： 将鱼腥草、绿豆淘洗干净，猪肚洗净并切块。先把猪肚、绿豆放入炖锅内，加水800毫升左右烧沸，用文火煮1小时。再放入鱼腥草、姜、葱、盐，煮10分钟即可食用。每日1次，一周3次。

功效： 鱼腥草和绿豆都能清热解毒，搭配猪肚能滋补脾胃、补中益气、利尿消肿，对慢性肾炎、慢性肝炎、肺气肿及肺心病等慢性消耗性疾病患者皆有辅助治疗效果。

鱼腥草+雪梨——清热止咳

鱼腥草雪梨羹

材料： 鲜鱼腥草200克，雪梨250克，冰糖少许。

做法： 鱼腥草洗净切小段，加水烧沸改小火煮20分钟，去渣留汤，放入去核切块的雪梨及少许冰糖，用小火煮至梨软烂即成。食梨饮汤。

功效： 鱼腥草和雪梨都能清肺热，二者配伍使用能清热解毒、宣肺散结、止咳化痰，尤其适用于肺热咳嗽、咳吐脓痰及喉中痰鸣、胸闷、气喘息粗等病症患者。

清热凉血

清热凉血药，常用于血热导致的吐血、流鼻血、血热发斑疹及温热病邪入营血、热甚心烦、舌绛神昏等症。如果气血两燥，可配合清热泻火药同用。

玄参

性味归经： 性微寒，味甜、微苦；归肺、胃、肾经。

功效主治： 滋阴降火、除烦解毒。治热病伤阴、舌绛烦渴、骨蒸劳热、夜寐不宁、自汗盗汗、津伤便秘、吐血衄血、咽喉肿痛、痈肿、瘰疬、温毒发斑、目赤、白喉、疮毒。

使用剂量： 煎汤，9~15克。

用药贴士： 脾胃有湿及脾虚便溏者忌服。产后需用凉药时，如嫌知母太寒，可用玄参代替。

常用配伍：

玄参+土牛膝——滋阴泻火

玄参土牛膝茶

材料： 山芝麻、玄参、土牛膝各30克。

做法： 上述药材研粗末，放入保温杯中沸水冲泡，加盖闷30分钟或煎汤取汁，代茶饮，每日1杯。

功效： 玄参滋阴降火，土牛膝和山芝麻泻火解毒。三者配伍能滋阴泻火，导热下行，主治扁桃体炎症引起的咳嗽、咽喉肿痛等。

玄参+麦冬——清热利咽

玄参麦冬茶

材料： 玄参、麦冬、桔梗、生甘草各5克。

做法： 将上述药材研粗末放入保温杯中，用沸水冲泡，加盖闷30分钟，代茶饮，每日1杯。

功效： 玄参降火；麦冬润肺清心、清热凉血的效用更强。此茶能清热解毒，宣肺利咽，适用于温热病引起的热咳、呕吐等。

生地黄

性味归经： 性微寒，味甘、苦；归心、肝、脾、肺经。

功效主治： 滋阴清热、凉血补血。治阴虚发热、消渴、吐血、衄血、血崩、月经不调、胎动不安、阴伤便秘。

使用剂量： 煎服，10～15克。

用药贴士： 脾虚湿滞者、便溏者、气血虚弱的孕妇，或胃肠虚弱、大便稀烂者忌用。

常用配伍：

生地黄+女贞子——养肝安神

更年安神茶

材料： 生地黄、白芍、女贞子各12克，杭菊花、黄芩、炒枣仁各9克，生龙齿30克，绿茶5克。

做法： 上述药材加水煎3次，取3次煎液混合约750毫升，代茶分3次饮用。

功效： 能养阴平肝，安神镇惊，适用于肝肾阴虚引起的更年期综合征，以及眩晕耳鸣、暴躁易怒、心悸失眠等。

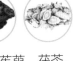

生地黄+黄芪——补脾益肾

参芪地黄茶

材料： 生地黄、黄芪各20克，党参、山药、五味子、山茱萸、茯苓、牡丹皮各10克。

做法： 将药材加水煎两次，煎液混合代茶饮，每日2～3次。

功效： 方中生地黄可滋阴补肾；山茱萸补肾养肝涩精；山药补益脾阴，又能补肾固精；牡丹皮可清虚热；黄芪、党参健脾益气；五味子益气滋阴；茯苓益气健脾。几药配伍滋养肝脾肾三脏之阴，主治脾肾不足，气阴两虚之证。

清热燥湿

清热燥湿药的性味多苦寒，苦能燥湿，寒能清热，用于湿热内蕴或湿邪化热的症候，如心烦口苦、小便短赤、泄泻、痢疾、黄疸、关节肿痛、耳肿疼痛流脓等病症。

黄连

性味归经： 性寒，味苦；归心、肝、胆、胃、大肠经。

功效主治： 泻火燥湿、解毒杀虫。治时行热毒、伤寒、热盛心烦、痞满呕逆、菌痢、热泻腹痛、肺结核、吐衄、消渴、疳积、蛔虫病、百日咳、咽喉肿痛、火眼口疮、痈疽疮毒。

使用剂量： 煎汤，1.5~3.0克。

用药贴士： 凡阴虚烦热、胃虚呕恶、脾虚泄泻、五更泄泻者慎服。

常用配伍：

黄连+黄芩——泻火解毒

黄连解毒汤

材料： 黄连9克，黄芩6克，黄柏6克，栀子9克。

做法： 上述药材加入砂锅中，用600毫升水煎至200毫升，分服。

功效： 黄连能泻心胃之火，祛中焦湿热；黄芩主要清肺火，祛上中焦湿热。两药配伍，清热燥湿、泻火解毒功效增强，适用于高热头痛、目赤肿痛、齿龈肿胀、口舌生疮、湿热腹泻等。

黄连+生姜——清热解暑

黄连生姜汤

材料： 黄连3克，绿茶5克，姜汁5克。

做法： 将黄连、绿茶用沸水冲泡，加盖闷5分钟后倒入姜汁，代茶饮。

功效： 黄连清热但性寒，同生姜配伍能中和寒性，最大效用清湿热，适用于夏季炎热导致的呕吐、头晕、头痛等。

苦参

性味归经： 性寒，味苦；归肝、肾、大肠、小肠经。

功效主治： 清热、燥湿、杀虫。治热毒血痢、肠风下血、黄疸、赤白带下、小儿肺炎、疳积、急性扁桃体炎、痔漏、脱肛、皮肤瘙痒、疥癞恶疮、阴疮湿痒、瘰疬、烫伤。外治滴虫性阴道炎。

使用剂量： 煎汤，5～10克。

用药贴士： 脾胃虚寒者忌服。

常用配伍：

苦参+鸡蛋——燥湿止痒

苦参鸡蛋

材料： 苦参6克，鸡蛋2只，红糖60克。

做法： 先将苦参加水400毫升，煎煮30分钟，去渣取汁，再将鸡蛋、红糖入汤内同煮，至蛋熟。

功效： 苦参搭配鸡蛋能清热解毒，燥湿止痒，适用于痔疮患者服用。

苦参+甘草——消炎清热

冬瓜仁甘草苦参汤

材料： 冬瓜仁15克，苦参30克，甘草10克，蜂蜜适量。

做法： 各材料洗净，水煎20分钟，调蜂蜜适量饮服。

功效： 冬瓜仁清肺，化痰，排脓；苦参清热；甘草清热解毒，补脾益气，祛痰止咳，缓急止痛。三者配伍能清热消炎，对急性阑尾炎有很好的疗效。

止咳化痰平喘

能化除痰涎，制止咳嗽、平定气喘的药物，称为化痰止咳平喘药。

痰涎与咳嗽、气喘有一定的关系，一般咳喘每多夹痰，而痰多亦每致咳喘，因此将化痰、止咳、平喘合并介绍。但其中有的药物以化痰为主要功效，或虽属化痰而并不用于咳嗽气喘；有的则以止咳平喘为主要功效，或虽属止咳平喘却无化痰作用。

化痰

化痰药分为温化寒痰药和清热化痰药，前者多属温性，适用于寒痰、湿痰的症候，如咳嗽气喘、痰多稀薄，以及肢节酸痛，阴疽流注等病症；后者多属寒性，适用于痰热郁肺，咳嗽痰多而稠黏。

川贝

性味归经：性微寒，味苦、甘；归肺、心经。

功效主治：用于肺虚久咳、虚劳咳嗽、燥热咳嗽、干咳少痰、咯痰带血、肺痈、瘰疬、痈肿、乳痈等病症。

使用剂量：煎汤，3～9克。

用药贴士：脾胃虚寒及有湿痰者不宜。

常用配伍：

川贝＋雪梨——润肺化痰

冰糖雪梨川贝饮

材料：雪梨2个，川贝5克，红枣5枚，冰糖适量。

做法：将各材料洗净，雪梨切块。锅中注入适量水，放入雪梨块、川贝和红枣一同炖煮15分钟，加适量冰糖调味即可。

功效：川贝微寒，清热化痰，加上润肺化痰的雪梨炖煮，可以增强清热润肺的作用，是上好的护肺之品。

桔梗

性味归经： 性平，味苦、辛；归肺经。

功效主治： 开宣肺气、祛痰排脓。治外感咳嗽、咽喉肿痛、肺痈吐脓、胸满胁痛、痢疾腹痛。

使用剂量： 煎汤，3～6克。

用药贴士： 阴虚久嗽、气逆及咯血者忌服，胃溃疡者慎用。

常用配伍：

桔梗+鱼腥草——解毒排脓

桔梗排毒茶

材料： 桔梗5克，鱼腥草10克。

做法： 将各材料洗净，一同放入锅中，加适量水煎煮20分钟，去渣，代茶饮。

功效： 桔梗善祛痰排脓，搭配清热解毒、消肿疗疮的鱼腥草，可以增强排脓解毒的作用。

桔梗+甘草——解毒利咽

桔梗甘草茶

材料： 桔梗100克，甘草100克。

做法： 将桔梗、甘草一同研磨成末，用细筛网过筛分小包，每包10克，每次取1包冲泡为茶饮用。

功效： 桔梗宣通肺气，升清降浊，祛痰排脓；生甘草解毒泻火，润肺祛痰。二药配伍，有宣肺祛痰、消肿排脓、解毒利咽的作用。

止咳平喘

止咳平喘药的主要作用是制止咳嗽，下气平喘，适用于咳嗽和气喘的症候，有宣肺、敛肺、润肺、降气等不同，在应用时还须加以区别。

百部

性味归经： 性微温，味甘、苦；归肺经。

功效主治： 温润肺气、止咳、杀虫。治风寒咳嗽、百日咳、肺结核、老年咳喘、蛔虫、蛲虫病、皮肤疥癣、湿疹。

使用剂量： 煎汤，3~9克。

用药贴士： 热嗽患者禁用。

常用配伍：

百部+百合——清热止咳

二百茶

材料： 百部、百合、白及各5克，茶叶3克。

做法： 三味药材捣碎，和茶叶一同放入杯中，用沸水冲泡，盖盖闷10~15分钟，代茶饮。

功效： 百部能润肺止咳，百合清热泻火。二药配伍，清热与止咳并用，相辅相成，主治肺结核、支气管炎、咳嗽、咯血等。

百部+贝母——止咳疗痨

百部贝母茶

材料： 百部、紫菀、贝母各10克，红茶3克。

做法： 将上述药材放入保温杯，沸水冲泡，盖盖闷15分钟后即可，代茶饮。

功效： 百部、紫菀都能温肺下气，贝母清热化痰。三者配伍能止咳疗痨，主治喘息性支气管炎、肺结核咳嗽等。

杏仁

性味归经： 性温，味苦，微毒；归肺、大肠经。

功效主治： 祛痰止咳、平喘、润肠。治外感咳嗽、喘满、喉痹、肠燥便秘。

使用剂量： 煎汤，4.5～9.0克。

用药贴士： 阴虚咳嗽及大便溏泄者忌服。

常用配伍：

杏仁+核桃仁——止咳平喘

杏仁核桃仁茶

材料： 杏仁、核桃仁、蜂蜜各15克。

做法： 将上述药材一起捣烂，放入杯中加沸水冲泡，盖盖闷15分钟，加入蜂蜜代茶饮。

功效： 杏仁祛痰止咳，核桃仁定喘润肠。二者配伍使润肺化痰、止咳平喘功效更强。

杏仁+紫苏子——宣肺降气

杏仁二子茶

材料： 杏仁10克，紫苏子15克，白芥子10克，茶叶3克，蜂蜜适量。

做法： 上述药材研为粗末，放入杯中用沸水冲泡，加盖闷10～15分钟后，加入蜂蜜，代茶饮。

功效： 杏仁止咳平喘，紫苏子消痰平喘。二者配伍后理肺降气、润肠通便效用更强，对肺气失降而导致的腑气不通、气逆咳喘兼大便不通者，有上下同治的功效。

紫苏子

性味归经： 性温，味辛；归肺、脾经。

功效主治： 具有降气消痰、止咳平喘、润肠通便的功能。用于咳嗽气喘，痰壅气逆，肠燥便秘。

使用剂量： 煎服，5～10克。

用药贴士： 阴虚咳喘、脾虚滑泄者禁服。

常用配伍：

紫苏子+粳米——散寒止咳

紫苏子粳米粥

材料： 紫苏子15克，粳米50克。

做法： 将紫苏子研细加水熬，沉淀取汁备用。煮米做粥，快熟之前投入紫苏汁调匀，加入少许冰糖调味。

功效： 紫苏子辛温散寒、行气和表，与粳米配伍，能和胃散寒，缓解咳嗽气喘，脾胃虚弱。

紫苏子+麻黄——止咳平喘

麻苏茶

材料： 麻黄3克，紫苏子9克，绿茶2克。

做法： 将上述药材放入杯中用沸水冲泡，加盖闷15分钟后，代茶饮。

功效： 紫苏子能降气消痰，麻黄能发汗平喘。两药配伍能宣肺降逆，止咳平喘，适用于支气管炎、扁桃体炎等。

04

消食利湿，润肠通便

消食药主消除宿食积滞，泻下药主润肠通便，利水渗湿药主通利小便，这三种类型的中药都与消化系统密切相关，只是各有侧重。

开胃消食

能消化食积的药物，称为消食药，又称消导药或助消化药。主要适用于食积停滞所致的脘腹胀满，嗳气泛酸，恶心呕吐，不思饮食，泄泻或便秘等症。

山楂

性味归经： 性微温，味酸、甘；归脾、胃、肝经。

功效主治： 消食化积、行气散瘀。主治肉食积滞、胃脘胀满、泻痢腹痛、瘀血经闭、产后瘀阻、心腹刺痛、疝气疼痛、高脂血症。

使用剂量： 煎服，10～15克。

用药贴士： 脾胃虚弱者慎服。胃酸过多，有吞酸、吐酸者需慎用山楂，胃溃疡患者也应慎用。

常用配伍：

山楂+鸡内金——开胃消食

山楂鸡内金炖牛肉

材料： 山楂15克，鸡内金10克，牛肉200克，盐适量。

做法： 将各材料洗净，牛肉余片刻。将备好的材料一同放入锅中，加盖焖煮80分钟。揭盖，加盐调味即可。

功效： 山楂消食化积，善消肉食积滞；鸡内金消食开胃、健脾消滞，同样主消肉食。二药配伍，化滞开胃，增强消肉食积滞的作用。

麦芽

性味归经： 性微温，味甘；归脾、胃、肝经。

功效主治： 消食、和中、下气。治食积不消、脘腹胀满、食欲不振、呕吐泄泻、乳胀不消。

使用剂量： 煎汤，9～15克。

用药贴士： 久食消肾，不可多食。炒麦芽服用过多时会影响乳汁分泌，哺乳期的妇女慎用。

常用配伍：

麦芽+山楂——消食积

麦芽山楂饮

材料： 麦芽、山楂各10克。

做法： 放入杯中加沸水冲泡，盖盖闷20分钟，代茶饮。

功效： 麦芽健脾开胃，善于消化米面、蔬果食积；山楂善于消化油腻、肉食积滞。两药配伍能增强开胃消食的功效，缓解食积导致的食欲不振、消化不良、脘腹胀闷等。

麦芽+党参——健脾养胃

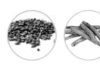

麦芽党参牛肚汤

材料： 牛肚500克，生麦芽100克，党参、山药、茯苓各30克，陈皮、茴香各6克，姜片、红枣、料酒、盐、鸡精各适量。

做法： 将牛肚洗净，切块，锅内水烧开，放入姜片、牛肚、料酒，小火炖煮30分钟，再加入剩余配料，小火炖2小时，加入盐、鸡精调味即可。

功效： 麦芽消积食，搭配党参、山药、茯苓，能加强脾胃的运化功能，健脾养胃、行气消食、退乳消胀。

润肠通便

能攻积、逐水，引起腹泻，或润肠通便的药物，称为泻下药。

泻下药的主要功用可分为三点：一为通利大便，排除肠道内的宿食积滞；二为清热泻火，通过泻下解除实热；三为逐水退肿，使水邪从大小便排出。

大黄

性味归经： 味苦，性寒；归胃、大肠、肝、脾经。

功效主治： 攻积滞，清湿热，泻火，凉血解毒。主治实热便秘，目赤喉肿，口舌生疮，胃热呕吐，吐血咯血，便血尿血，经闭，产后瘀滞腹痛，跌打损伤，丹毒烫伤。

使用剂量： 煎服，3~12克。

用药贴士： 表证未解、气血虚弱、脾胃虚寒、无实热瘀结者及孕妇胎前、产后均应慎用或忌服。

常用配伍：

大黄+蜂蜜——泻热润燥

大黄蜂蜜茶

材料： 大黄20克，蜂蜜适量。

做法： 盖盖闷泡15分钟，再加入蜂蜜适量，代茶饮。

功效： 大黄能清湿热，凉血解毒；蜂蜜能润肠通便。二者配伍能清热润燥，适用于湿热便秘。

大黄+芝麻——清热润肠

芝麻大黄茶

材料： 黑芝麻50克，大黄10克，茶叶5克。

做法： 上述药材研为粗末，放入杯中加沸水冲泡，盖盖闷20分钟，代茶饮。

功效： 大黄清热润燥，芝麻清肠燥。二药配伍能清热润肠，顺气消滞，主治血虚便秘和老年性便秘。

番泻叶

性味归经： 性大寒，味甘、苦；归大肠经。

功效主治： 泻热行滞、通便、利水。用于热结积滞、便秘腹痛、水肿胀满。

使用剂量： 煎服，2~6克。

用药贴士： 虚弱者、孕妇、经期、产后及哺乳期均忌用。有痔疮者亦不宜用。

常用配伍：

番泻叶+陈皮——消食导积

番泻叶陈皮茶

材料： 番泻叶3克，陈皮5克，丁香2克，生大黄2克，黄连1.5克。

做法： 上述药材研为粗末，放入保温杯中，沸水浸泡30分钟，用纱布过滤去渣留汁，代茶饮。

功效： 番泻叶善清肠积热，消积导滞；陈皮理气和胃。二药合用，理气下行，既能消导积滞，有助于番泻叶苦寒泻胃，又不至于克伐伤正。

番泻叶+大青叶——清热通便

大青番泻叶茶

材料： 大青叶10克，番泻叶3克，白糖适量。

做法： 将上述药材一起捣碎放入锅中，加适量水煮15分钟，加入白糖，溶化后代茶饮。

功效： 番泻叶通便利水，大青叶清热解毒、凉血止血。二者配伍能清热解毒，泻火通便。

利水消肿

能通利水道、渗除水湿的药物称为利水渗湿药。其能通利小便，具有排除停蓄体内水湿之邪的作用，可以解除由水湿停蓄引起的各种病症，并能防止水湿日久化饮，水气凌心等。

茯苓

性味归经： 性平，味甘、淡；归心、肺、脾、肾经。

功效主治： 利水渗湿、益脾和胃、宁心安神。治小便不利、水肿胀满、痰饮咳逆、呕哕、泄泻、遗精、淋浊、惊悸、健忘。

使用剂量： 煎汤，9～15克。

用药贴士： 虚寒精滑或气虚下陷者忌服。

常用配伍：

茯苓+党参——健脾补气

茯苓党参乌鸡汤

材料： 乌鸡1只，茯苓20克，党参10克，枸杞5克，适量姜片、盐和胡椒粉。

做法： 将乌鸡洗净切块，茯苓、党参用清水泡发至软化，锅中放入清水和食材。大火煮沸，撇去浮沫，转小火慢炖2小时，最后加入枸杞、姜片、盐和胡椒粉即可。

功效： 茯苓健脾助运，党参健脾益气。配伍枸杞、乌鸡能滋阴补肾，养血调肝，健脾补气，适用于脾胃虚弱和脾虚水湿者。

茯苓+干姜——温阳散寒

茯苓干姜茶

材料： 茯苓15克，干姜9克，红枣5枚，红糖30克。

做法： 将药材洗净，放砂锅中加水煎30分钟，滤渣取汁加入红糖，代茶饮。

功效： 茯苓能利水消肿，干姜散寒，红枣补血。三药配伍能温阳散寒、祛风除湿。

薏米

性味归经： 性凉，味甘、淡；归脾、肺、肾经。

功效主治： 健脾补肺、清热利湿。治泄泻、湿痹、筋脉拘挛、屈伸不利、水肿、脚气、肺痿、肺痈、肠痈、淋浊、白带。

使用剂量： 煎服，9～30克。

用药贴士： 脾虚便秘及妊娠妇女慎服。

常用配伍：

薏米+绿豆——清热消暑

薏米绿豆消暑汤

材料： 薏米、绿豆各50克。

做法： 将各材料洗净，用水浸泡2小时。锅中注水，放入泡发好的材料，用小火炖煮100分钟。

功效： 薏米有利水消肿、健脾祛湿等功效；绿豆性寒，善清热、消暑、利水。二者配伍煮汤饮用，可增强祛湿功能，是夏季消暑的良品。

薏米+冬瓜——清热排毒

冬瓜薏米糖水

材料： 冬瓜150克，薏米50克，白砂糖适量。

做法： 将各材料洗净，薏米泡发2小时，冬瓜切片。锅中注水，放入薏米熬煮40分钟，再放入冬瓜炖煮5分钟。根据个人口味，加适量糖即可。

功效： 薏米有清热排脓的作用，搭配同样具有清热利湿的冬瓜煎汤饮用，能增强泻热排毒的作用。

荷叶

性味归经： 性平，味苦、微咸；归心、肝、脾经。

功效主治： 清香升散、消暑利湿、健脾升阳、散瘀止血。主治暑热烦渴、头痛眩晕、水肿、食少腹胀、白带、脱肛、吐血咯血、便血、崩漏、产后恶露不净、损伤瘀血。

使用剂量： 煎汤，6~10克（鲜品15~30克）。

用药贴士： 脾胃虚寒、月经不调、哺乳期人群忌用。

常用配伍：

荷叶+乌龙茶——清热解暑

荷叶乌龙茶

材料： 乌龙茶叶10克，干荷叶碎6克。

做法： 将材料放入杯中，用沸水冲泡，盖盖闷15分钟，代茶频饮。

功效： 乌龙茶有提神益思、生津利尿、解热防暑的作用；荷叶清热利湿。二者配伍能清热解暑，适用于湿热引起的头晕头痛、腹胀呕吐。

荷叶+百合——清热安神

荷叶百合猪骨汤

材料： 猪骨500克，荷叶2片，百合50克，生姜片、盐和胡椒粉各适量。

做法： 将猪骨洗净煮熟备用，锅中放入清水、猪骨、百合和生姜片，小火炖煮2小时，将熟时加入荷叶、盐和胡椒粉即可。

功效： 荷叶清热解暑、消肿利尿；百合养心安神、滋阴润燥。二者配伍健脾利湿，滋阴升阳，阴阳调和，能缓解暑热导致的烦渴、头晕、食欲不振。

05

祛风除湿，温里祛寒

祛风湿药主祛风寒湿气，温里药主温里祛寒，两种类型的中药都有祛寒之功效，药性偏温偏热，只是祛寒的侧重不同。

祛风湿

能祛除风湿，解除痹痛的药物，称为祛风湿药。

风寒湿邪侵犯人体，留着于经络、筋骨之间，可以出现肢体筋骨酸楚疼痛、关节伸展不利，日久不治往往损及肝肾而腰膝酸痛、下肢痿弱。患风湿痹痛者，可以选用祛风湿药进行治疗。

威灵仙

性味归经： 性温，味辛、咸；归膀胱经。

功效主治： 祛风湿、通经络、消痰涎、散癖积。治痛风、顽痹、腰膝冷痛、脚气、疟疾、破伤风、扁桃体炎、诸骨鲠咽等症。

使用剂量： 煎汤，5～12克。

用药贴士： 气虚血弱、无风寒湿邪者忌服。

常用配伍：

威灵仙+金钱草——排结石

灵仙茶

材料： 威灵仙、金钱草各30克。

做法： 将药材研为粗末，放入保温杯中，用沸水冲泡，加盖闷20分钟，代茶饮。

功效： 威灵仙祛风湿，金钱草能清热利尿。二药配伍可加强清热祛湿之效用，对肝胆结石患者排结石有显著效果。

桑寄生

性味归经： 性平，味苦；归肝、肾经。

功效主治： 补肝肾、强筋骨、除风湿、通经络、益血、安胎。治腰膝酸痛、筋骨痿弱、偏枯、脚气、风寒湿痹、胎漏血崩、产后乳汁不下。

使用剂量： 煎服，10~30克。

用药贴士： 无。

常用配伍：

桑寄生+阿胶——安胎止血

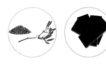

桑寄生胶艾茶

材料： 桑寄生5克，阿胶3克，艾叶3克，花茶3克。

做法： 将药材用纱布包好，放入砂锅中煎煮，代茶频饮，冲饮至味淡。

功效： 桑寄生调补肝肾，阿胶滋阴止血。两药配伍能补肾养血、安胎止血，主治血虚胎动不安、漏血不止、心腹疼痛等症。

桑寄生+当归——补血养血

桑寄生当归花茶

材料： 桑寄生10克，当归5克，花茶3克。

做法： 沸水冲泡后饮用，代茶频饮，冲饮至味淡。

功效： 桑寄生补血安胎、除风湿，当归补血活血。二者配伍可以补肝肾、通经络，安胎元，降血压，也适用于风湿疼痛。

温里祛寒

能温里祛寒，用以治疗里寒证候的药物，称为温里药，又称祛寒药。温里药性偏温热，具有温中祛寒及益火扶阳等作用，适用于里寒之症。

丁香

性味归经： 性温、味辛；归脾、胃、肺、肾经。

功效主治： 温中暖肾、降逆。治呃逆、呕吐、反胃、泻痢、心腹冷痛、疝癖、疝气、癣疾，为治疗胃寒呃逆的重要药物。并可配伍治疗消化不良、急性胃肠炎导致的腹痛、冷厥、反胃、吐泻等症状。

使用剂量： 煎汤，0.9~3.0克。

用药贴士： 热病及阴虚内热者忌服。

常用配伍：

丁香+生姜——温中和胃

丁香生姜茶

材料： 丁香1粒，生姜1块。

做法： 先将生姜挖一小孔，放入丁香，封口，加水煎汤，去渣取汁代茶饮。

功效： 丁香和生姜都能驱寒，二者配伍共奏温中降逆之功效，温中和胃，散寒补虚，主治胃寒呕吐、腹痛、朝食暮吐、暮食朝吐、食少不化、腹胀便溏等症。

丁香+柿蒂——和胃止呕

丁香柿蒂茶

材料： 柿蒂10个，丁香3克，人参3克。

做法： 将药材用纱布包好，放入保温杯中，以沸水冲泡，盖盖闷15分钟即可，代茶频饮。

功效： 丁香温中降逆，柿蒂降气止呃，人参补气健脾。三药配伍温中散寒、和胃降逆，主治脾胃虚弱导致的呃逆、食少倦怠等症。

吴茱萸

性味归经： 性温，味辛、苦；归脾、胃、肾经。

功效主治： 温中止痛、理气燥湿，治呕逆吞酸、厥阴头痛、虚寒吐泻、脘腹胀痛、经行腹痛、五更泄泻、高血压、脚气、疝气、口疮溃疡、齿痛、湿疹、黄水疮。

使用剂量： 煎汤，1.5~6.0克。

用药贴士： 阴虚火旺者忌服，孕妇慎用。

常用配伍：

吴茱萸+羊肉——温补肾阳

吴茱萸炖羊肉

材料： 羊肉150克，吴茱萸5克，陈皮6克，葱白、生姜各15克，白胡椒粉适量。

做法： 把材料同放到砂锅里，加入3碗水，炖煮1.5小时，出锅前加入白胡椒粉即可。

功效： 吴茱萸降逆，生姜宣通，搭配羊肉能温补肾阳、解表散寒，适用于体寒畏寒、腰腿冷痛的人群，对脾阳虚、外感风寒患者尤为合适。

吴茱萸+生姜——补虚止呕

吴茱萸汤

材料： 吴茱萸6克，人参4克，生姜8克，红枣12枚。

做法： 上四味药材用水1升，煮取400毫升，去滓，温服100毫升，每天3次。

功效： 吴茱萸温肝暖胃，生姜辛散寒邪，人参、红枣补虚益胃。诸药合用，共奏温补降逆之功效，温中补虚，降逆止呕，主治胃中虚寒导致的食少欲呕、手足逆冷、头痛等。

高良姜

性味归经： 性热，味辛；归脾、胃经。

功效主治： 温中止呕，散寒止痛。治脾胃中寒、脘腹冷痛、呕吐泄泻、呃逆反胃、食滞、瘴疟、冷癖。

使用剂量： 煎汤，1.5~4.5克。

用药贴士： 阴虚有热者忌服。

常用配伍：

高良姜+藿香——健脾止吐

高良姜藿香酒

材料： 高良姜70克，藿香50克，黄酒500毫升。

做法： 将高良姜用火炙出焦香味后打碎，藿香切碎，置于砂锅中，加入黄酒，煮至三四次沸，过滤去渣即可。

功效： 高良姜能温中散寒，藿香利气止呕。二者配伍入酒能暖胃散寒，芳香化浊，理气止痛，尤适于胃寒呕吐、脘腹冷痛、霍乱吐痢者服用。

高良姜+红枣——暖胃止呕

高良姜红枣饮

材料： 高良姜5克，红枣5~8枚，红糖10克。

做法： 将药材用清水浸泡30分钟后，煎煮30分钟，去渣取汁，加入红糖调匀即可。每日服1剂，分两次饮用。

功效： 高良姜和红枣能温中健脾、暖胃止呕、补气养血，主治胃部受凉、胃寒引起的脘腹冷痛、泛酸、消化不良等症。

花椒

性味归经： 性温，味辛；归脾、胃、肾经。

功效主治： 温中止痛、杀虫止痒，主治脾胃寒证导致的脘腹冷痛、呕吐、湿疹、瘙痒等。

使用剂量： 煎服，3~6克。

用药贴士： 本品辛热，阴虚内热者慎用。

常用配伍：

花椒+乌梅——杀虫止痛

花椒乌梅饮

材料： 花椒5克，乌梅10克。

做法： 将药材包进纱布，加水煎煮，温服代茶饮。

功效： 花椒可以杀虫驱寒，乌梅能和胃安蛔。两药配伍互制其短，辛酸并进，主治虫积腹痛。

花椒+肉豆蔻——温中止泻

花椒豆蔻汤

材料： 花椒6克，肉豆蔻3克。

做法： 将药材放进砂锅，水煎取汁，分次服用，每天1剂，连服5剂。

功效： 花椒能辛温散寒、温脾燥湿，肉豆蔻暖脾胃、治泻痢。二药配伍能增强温中止泻的功效，用于治疗夏伤湿冷，腹泻不停。

06

补血养血，化瘀止痛

活血祛瘀药主祛瘀活血，止血药主止体内外出血，效用截然相反，但都与气血有关，实际使用时需注意鉴别两者区别。

活血祛瘀

能通利血脉、促进血行、消散瘀血的药物，称为活血祛瘀药。活血祛瘀药功在行血散瘀，解除由于瘀血阻滞所引起的各种病症的困扰。

川芎

性味归经： 性温，味辛；归心包、肝、胆经。

功效主治： 行气开郁、祛风燥湿、活血止痛。治风寒头痛眩晕、寒痹痉挛、难产、产后瘀阻腹痛、痈疽疮疡。用于月经不调、闭经痛经、癥瘕、腹痛、胸胁刺痛、肿痛、头痛、风湿痹痛。

使用剂量： 煎汤，3～6克。

用药贴士： 阴虚火旺、上盛下虚、气弱之人忌服。川芎用量宜小，分量过大易引起呕吐、眩晕等不适症状。

常用配伍：

川芎+白芍——活血调经

白芍川芎茶

材料： 川芎10克，羌活、独活、威灵仙各9克，白芍15克，红枣6克。

做法： 将药材放入砂锅中，加水500毫升煎沸30分钟，取药汁置保温杯中，再加水500毫升煎沸30分钟，将2次药汁混匀，代茶饮用。每日1剂。

功效： 川芎活血行气，白芍养血柔肝。诸药配伍能祛风胜湿，活血止痛，主治风寒湿痹导致的月经不调、痛经、闭经、关节疼痛等。

益母草

性味归经： 性凉，味辛、苦；归心、肝、膀胱经。

功效主治： 活血祛瘀、调经、利水。治月经不调、难产、胞衣不下、产后血晕、瘀血腹痛，以及瘀血所致的崩中漏下、尿血、便血、痈肿疮疡。

使用剂量： 煎汤，3～18克。

用药贴士： 阴虚血少者忌服，孕妇不宜用。

常用配伍：

益母草+当归——活血调经

当归益母茶

材料： 当归60克，益母草45克，川芎10克。

做法： 将药材研为粗末，每次以30克放入保温杯中，用沸水冲泡，加盖闷30分钟，代茶饮用。

功效： 益母草活血调经，当归补血止痛，二药配伍能活血补血，行气止痛，主治血虚瘀滞导致的痛经、闭经、月经不调、崩漏等症。

益母草+红枣——补气养血

益母草红枣瘦肉汤

材料： 瘦肉200克，益母草10克，红枣6枚，盐2克。

做法： 将瘦肉洗净切块，红枣、益母草洗净。将所有材料入锅煮开后，转小火熬煮90分钟，加盐调味即可。

功效： 益母草活血调经；红枣益气养血，亦能缓和益母草的寒性，祛瘀而不伤血。二者配伍，能增强活血的作用。

丹参

性味归经： 性微温，味苦；归心、肝经。

功效主治： 活血祛瘀、安神宁心、排脓、止痛。治心绞痛、月经不调、痛经、经闭、血崩带下、瘀血腹痛、骨节疼痛、惊悸不眠、恶疮肿毒。

使用剂量： 煎汤，9～15克。

用药贴士： 出血不停的人慎用，服用后有不良反应者减少用量。

常用配伍：

丹参+乌鸡——调经补血

丹参毛冬青乌鸡汤

材料： 乌鸡350克，毛冬青15克，丹参12克，盐适量。

做法： 将各材料洗净，毛冬青、丹参装入纱布袋中和乌鸡一同入锅，加适量水，用小火炖煮至乌鸡熟烂，捞出纱布袋，加盐调味即可。

功效： 丹参通经止痛；乌鸡滋阴清热、补肝益肾，女子以肝为先天，肝血足，经血方正常。二者配伍，可增强调经补血的作用。

丹参+猪肝——补血养肝

丹参猪肝汤

材料： 猪肝200克，丹参12克，油菜2棵，盐适量。

做法： 锅中加入4碗水，放入丹参煮开后，转小火熬煮15分钟。转大火再次煮开，放入猪肝和油菜，待再次煮开后加盐调味即可。

功效： 丹参活血祛瘀、止痛，猪肝补血益气、明目。二者配伍能补血、养肝、明目，适用于肝肾不足导致的体虚盗汗、月经不调等症。

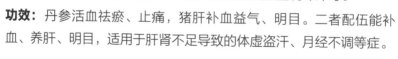

红花

性味归经： 性温，味辛；归心、肝经。

功效主治： 活血通经、祛瘀止痛。治闭经、癥瘕、难产、死胎、产后恶露不尽、瘀血作痛、痈肿、跌扑损伤。红花还用于眼科，主要用来清热消炎，可治目赤红肿。

使用剂量： 煎汤，3～6克。

用药贴士： 孕妇忌服。因能刺激子宫收缩，故月经过多、有出血倾向者不宜用。

常用配伍：

红花+桃仁——活血祛瘀

桃仁红花粥

材料： 粳米50克，桃仁12克，红花8克，红糖适量。

做法： 将桃仁捣烂如泥，与红花用水煎煮，去渣取汁。再同粳米煮为稀粥，加红糖拌匀即可。

功效： 红花辛散温通，活血祛瘀，通经止痛；桃仁甘润苦降，善活血祛瘀，润肠通便。两药配伍，相得益彰，使活血祛瘀之力增强。

红花+猪心——活血养心

红花猪心养心汤

材料： 红花8克，猪心1个，盐适量。

做法： 将各材料洗净，一同放入锅中，加适量水炖煮80分钟，揭盖加盐调味即可。

功效： 红花善活血祛瘀、通血脉；猪心善补虚、安神定惊、养心补血。二者搭配制作药膳可增强活血之力，通化心脉，对冠心病患者大有裨益。

止血

能制止体内外出血的药物，称为止血药。

白茅根

性味归经： 性寒，味甘；归肺、胃、膀胱经。

功效主治： 凉血、止血、清热、利尿。治热病烦渴、吐血、衄血、肺热喘急、胃热哕逆、淋病、小便不利、水肿、黄疸。

使用剂量： 煎汤，3~15克。

用药贴士： 脾胃虚寒、溲多不渴者忌服。

常用配伍：

白茅根+莲藕——止血化瘀

二鲜饮

材料： 鲜藕120克，白茅根120克。

做法： 鲜藕切薄片，加白茅根和水煎煮约30分钟，放置片刻，滤过取汁，代茶饮。

功效： 莲藕生津凉血，白茅根凉血清热。二者配伍能发挥凉血止血、清热化瘀的最大效用，适用于火热迫血妄行而引起的咳血、痰中带血等症。

白茅根+黄花菜——清热止血

黄花菜白茅根饮

材料： 黄花菜100克，白茅根50克。

做法： 将黄花菜、白茅根加水200克，煎服，滤渣取汁，代茶饮。

功效： 白茅根和黄花菜均有凉血清热、利尿的效用，主治肺胃热导致的咳嗽、呕吐、小便淋痛、咯血、衄血等。

三七

性味归经： 性温，味甘、微苦；归肝、胃经。

功效主治： 止血、散瘀、消肿、定痛。治吐血、咳血、衄血、便血、血痢、崩漏癥瘕，产后血晕、恶露不下、跌扑瘀血、外伤出血、痈肿疼痛。

使用剂量： 煎汤，4.5～15.0克。

用药贴士： 孕妇忌服。

常用配伍：

三七+决明子——清热降压

绞股蓝决明子三七茶

材料： 绞股蓝4克，决明子10克，三七5克。

做法： 将上述材料放入砂锅中，水煎20分钟，滤渣取汁，代茶频饮。

功效： 决明子平肝潜阳；绞股蓝、三七均能清热平肝，降血压。三者配伍能清热降压，缓解肝阳上亢导致的头晕头痛、胸闷烦躁。

三七+丹参——养心安神

丹参山楂三七茶

材料： 山楂20克，丹参15克，三七10克。

做法： 将上述药材放入保温杯中，沸水浸泡30分钟，代茶饮。

功效： 三七能消肿止痛，丹参能清心除烦、养血安神、活血调经，山楂消食化积。三药配伍能养心安神。

艾叶

性味归经： 性温，味苦、辛；归肝、脾、肾经。

功效主治： 理气血、逐寒湿、温经、止血、安胎。治心腹冷痛、泄泻转筋、久痢、吐衄、下血、月经不调、崩漏、带下、胎动不安、痈疡、疥癣。

使用剂量： 煎汤，3~9克。

用药贴士： 阴虚血热者慎用。

常用配伍：

艾叶+红花——调经止痛

艾叶红花饮

材料： 红花3克，生艾叶10克，红糖适量。

做法： 将上述药材放入保温杯中，沸水冲泡，盖盖闷30分钟，代茶饮。

功效： 艾叶能温经散寒、止痛、止血、安胎；红花能活血通经、散瘀止痛。二者配伍能调经活血，适用于痛经伴小腹冷痛，经血量少、有血块，四肢不温者。

艾叶+阿胶——温经止痛

艾叶阿胶粥

材料： 阿胶20克，艾叶10克，小米100克，红糖适量。

做法： 将艾叶水煎20分钟取汁，小米煮熟，阿胶捣碎和药汁加入粥中，煮至完全溶解，加适量红糖即可。

功效： 阿胶滋阴止血，艾叶温经止血。二者配伍能散寒止痛，适用于血虚导致的痛经、小腹冷痛、子宫出血等症。

07

养心安神，平肝解郁

以镇静安神为其主要功效的药物，称为安神药。适用于阳气躁动、心悸、失眠、惊痫、狂妄、烦躁易怒等症。如邪热炽盛，须合清热降火药；肝阳上亢，须配平肝潜阳药；心血或肝阴不足，须配滋阴补血药同用。

安神

安神药分为两类：一类是矿石药及介类药，主要取其"重能镇惊、重可去怯"的作用，为重镇安神药，适用于实证；一类是植物药，主要取其养心滋肝的作用，为养心安神药，适用于虚证。

珍珠

性味归经： 性寒，味甘、咸；归心、肝经。

功效主治： 镇心安神、养阴熄风、清热坠痰、去翳明目、解毒生肌。治惊悸、怔忡、癫痫、惊风抽搐、烦热消渴、喉痹口疮、目生翳障、创伤久不愈合。

使用剂量： 入丸、散，1.0~1.5克。

用药贴士： 无实热者慎用。

常用配伍：

珍珠+菱角——美容养颜

珍珠菱角羹

材料： 珍珠粉10克，菱角100克，冰糖25克。

做法： 菱角洗净煮熟，去壳剁碎，珍珠粉、冰糖、菱角放炖锅内，加水300毫升，炖煮25分钟即成。

功效： 珍珠镇惊安神，菱角补脾益气、利尿。二者配伍能补肝肾之阴，养阴养颜，用于瘦身美白、润肤美容、除烦止渴。

酸枣仁

性味归经： 性平，味甘；归肝、胆、心经。

功效主治： 养肝、宁心安神、敛汗。治虚烦不眠、惊悸怔忡、烦渴、虚汗。

使用剂量： 煎汤，6~15克。

用药贴士： 实邪郁火及滑泻者慎服。

常用配伍：

酸枣仁+枸杞——养心安神

酸枣仁枸杞茶

材料： 酸枣仁8克，枸杞5克。

做法： 将药材放入保温杯，加沸水，加盖闷15分钟，代茶饮。

功效： 酸枣仁宁心安神、敛汗生津，枸杞滋养心血。二者配伍能养心安神，补血生津，主治虚烦不眠、惊悸健忘、体虚盗汗等症。

酸枣仁+莲子——安神益肝

莲枣养心粥

材料： 莲子10克，酸枣仁8克，粳米50克。

做法： 将各材料洗净，一同放入锅中，加适量水熬粥，粥熟即可。

功效： 莲子善养心安神，酸枣仁善养心益肝。二者合用，能增强养心的作用，安定心神，治疗失眠。

玫瑰花

性味归经： 性温，味甘、微苦；归肝、脾经。

功效主治： 理气解郁、活血散瘀。治肝胃气痛、新久风痹、吐血咯血、月经不调、赤白带下、痢疾、乳痈肿毒。

使用剂量： 煎汤，3～6克。

用药贴士： 一般花店卖的玫瑰花因有大量的农药，不可用于内服或外用。

常用配伍：

玫瑰花+陈皮——疏肝解郁

玫瑰陈皮茶

材料： 玫瑰花6克，陈皮3克。

做法： 将药材用沸水冲泡，盖盖闷5分钟，代茶饮。

功效： 玫瑰花理气解郁，陈皮调畅气机。二者配伍能发挥疏肝解郁之效用，适用于肝气不畅导致的胸闷、心悸、烦躁、失眠等症。

玫瑰花+桂圆——祛寒活血

玫瑰花桂圆生姜茶

材料： 玫瑰花3克，桂圆肉20克，红枣25克，枸杞8克，姜片10克。

做法： 将药材用沸水冲泡，盖盖闷15分钟，代茶饮。

功效： 玫瑰花能理气解郁、活血散瘀和调经止痛，桂圆美容养颜、补脾益胃、安神定志，生姜祛寒暖胃。诸药配伍能理气活血，祛寒调经，缓解痛经，适合体虚体寒怕冷者。

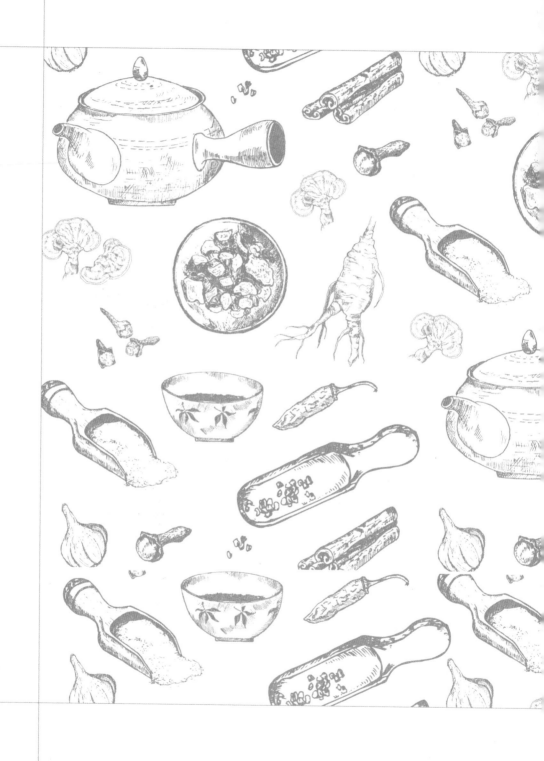

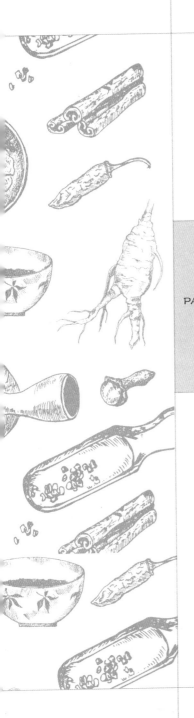

PART 3 因人制宜，不同体质中药配伍大不同

01

阳虚体质——补阳

阳虚体质发病多因先天禀赋不足、寒湿之邪外侵、过食寒凉之品、忧思过极、久病不愈、房事不节等引起脏腑功能损伤，"阳消阴长"，阴寒之气偏盛而生里寒，表现为体内阳气不足，机体温煦、推动、蒸腾与气化等作用减退，甚者出现水液停留的病症。

症状

1 阳气不足会导致体内的阳热无法维持，使得人体更容易受到寒冷的侵袭，容易手脚冰凉，畏寒。

2 身体的能量供给不足，容易乏力、疲倦，精神不济，早上起床时感觉没有精神。

3 气血循环不畅，面部血色较苍白，表现为面色无华、容颜暗淡等。

5 阳虚体质的人脾胃消化功能不好，小便清长，大便稀，次数多，质地偏软，容易出现腹泻、腹胀等症状。

4 肾阳不足，腰膝酸软无力，容易出现腰痛、膝关节不稳等症状。

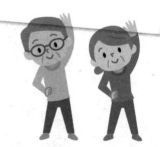

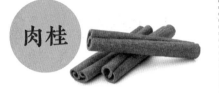

肉桂

温中益气、驱寒助阳，可用于脾肾虚寒、肾阳不足。

蛤蚧

补肺益肾、纳气定喘、助阳益精，用于肺肾两虚、气促虚喘、阳痿遗精。

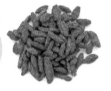

枸杞

滋补肝肾、润肺、益精明目、补虚壮阳。

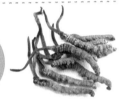

冬虫夏草

阴阳双补，益肾补肺、补虚损、益精气、止咳嗽。

日常养护

- 宜多食甘温益气、温阳壮阳的食物，如糯米、黑豆、鸡肉、海参等。
- 忌食过咸、生冷寒凉、油腻煎炸类食物，以免清热伤阳。
- 阳虚体质的人在冬季要"避寒就温"，注意保暖，春夏之季要注意培补阳气。不可在室外露宿，睡眠时不要让电扇直吹，室内外的温差过大，同时尽量避免在树荫下、水亭中以及过堂风较大的地方长时间停留。
- 平时加强体育锻炼，坚持每天进行1~2次的散步、慢跑、太极拳、五禽戏、八段锦等活动，亦可常进行日光浴、空气浴，升发阳气。

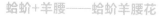

材料： 羊腰1个，核桃仁30克，蛤蚧粉1.5克，生姜、葱、食盐、料酒、食用油各适量。

做法： 1.羊腰切开，除去筋膜和白色髓质，洗净，生姜洗净切片；葱洗净切段。

2.把核桃仁洗净，和蛤蚧粉一同夹在羊腰剖面中，用线扎紧。

3.把羊腰放在大碗中，葱和生姜各取一半放在羊腰四周，在羊腰上均匀加上料酒，上笼用大火蒸1小时后取出，割断线取出核桃仁，将羊腰切成小块。

4.锅中放入适量食用油，烧至五六成熟，放入羊腰煸炒，加入剩下的生姜、葱和核桃仁翻炒后拣去葱和生姜，加入食盐调味即可。

功效： 补肾壮阳、益精补虚。

注意事项： 外感风寒导致的喘嗽、阴虚火旺者禁食。

肉桂+鸡肝——肉桂鸡肝

材料： 鸡肝2副，肉桂1克，料酒、食盐各适量。

做法： 1.肉桂用清水浸泡后洗净；鸡肝洗净切片。

2.将肉桂和鸡肝一同放入炖盅内，加入食盐和料酒，将炖盅放在沸水锅中，隔水炖至鸡肝熟，拣出肉桂即可。

功效： 温补心肾、健脾暖胃、祛寒补阳。

注意事项： 有口渴、咽干舌燥、咽喉肿痛、鼻出血、大便干燥、痔疮、目赤等热性症状者及各种急性炎症患者不宜食用。

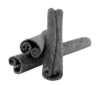

冬虫夏草+西洋参——西洋参虫草汤

材料： 西洋参6克，虫草、绿豆各20克，玉竹、百合、白扁豆、无花果各10克，山药15克，姜2片，鸡半只，盐适量。

做法： 1.虫草、西洋参、玉竹、百合、白扁豆、无花果、绿豆、山药分别清洗干净，用水浸泡片刻，放在一旁备用。

2.将鸡处理干净，清水下锅，水煮沸后焯水1分钟，捞起冲洗干净待用。

3.把所有材料放入煲中，加适量清水，大火煮沸后转小火煲1.5~2.0小时。

4.关火前加入适量的食盐调味即可。

功效： 滋阴补气、清热生津、养心安神、清热排毒。

注意事项： 孕妇不宜，小孩也只能少量饮用。

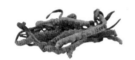

枸杞+羊肉——羊肉枸杞汤

材料： 羊腿肉500克，枸杞10克，生姜、葱、蒜、料酒、食盐、食用油各适量。

做法： 1.羊肉去筋膜，洗净切块；生姜洗净切片；葱洗净切段；蒜洗净切碎。

2.锅中加入适量食用油烧热，倒入生姜、葱、蒜和羊腿肉煸炒，炒透后放入砂锅中，加入料酒和适量清水，大火煮沸后放入枸杞，小火煨炖至熟烂，加入食盐调味即可。

功效： 温阳壮腰、补肾强筋、暖中补虚。

注意事项： 发热、上火、外邪实热、脾虚有湿及泄泻者忌食。

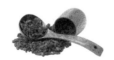 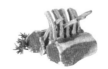

02 阴虚体质——滋阴

医学博士说

　　阴虚体质常因燥热之邪外侵、过食温燥之品、忧思过度、房事不节、久病等引起脏腑功能失调，阴液暗耗而致阴液亏少，阴虚生内热，表现为机体失去濡润滋养，或虚热干燥、虚火躁扰不宁等。

症状

1 阴虚者表现为阴津不足，身体呈缺水状态，以致眼干、鼻干、口干、皮肤粗糙、头发干枯等。

2 头晕眼花，失眠多梦，健忘，腰膝酸软，性欲亢奋。

3 女子经少或闭经，或崩漏，形体消瘦，舌红少苔或无苔，脉细数。

5 心阴虚证：失眠多梦，五心烦热，心悸，舌红少津，脉细数。

4 肺阴虚证：干咳，痰少黏白，或痰中带血丝，咽喉干燥，舌红少津，脉细数。

6 脾胃阴虚证：不思饮食，大便硬结，口干唇燥，甚或干呕，舌红少津，脉细数。

7 肝阴虚证：两目干涩，头痛头晕，视物不明，舌红少津，脉弦细数。

8 肾阴虚证：腰酸腿软，头晕耳鸣，遗精健忘，尿少，头发皮肤干枯，舌红少津少苔或无苔，脉细数。

调养中药

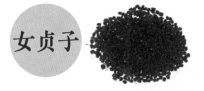

女贞子

补肝益肾、滋阴养血，用于肝肾阴虚、阴虚发热。

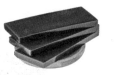

阿胶

补血止血、滋阴润燥、益血养阴。

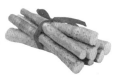

山药

补脾养胃、生津益肺、补肾涩精，用于脾虚食少、肾虚遗精、肺虚咳喘、虚热消渴。

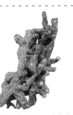

黄精

补气养阴、健脾润肺、益肾养胃，用于脾胃虚弱、肺虚燥咳、精血不足。

日常养护

- 阴虚体质者由于体内阴液亏损，所以要多吃滋阴润燥的食物，如梨、枣、百合、蜂蜜、核桃仁、银耳、黑木耳等。
- 少食温燥、辛辣、香浓的食物，如辣椒、羊肉、韭菜、茴香等，以免伤阴。

阿胶+红参——阿胶参枣汤

材料： 阿胶1克，红参2克，红枣10颗。

做法： 1.红枣洗净。

2.将阿胶、红参、红枣同放在大瓷碗中，注入适量清水，盖好盖，隔水蒸1小时即可。

功效： 滋阴润燥、益气补血、止血。

注意事项： 胃弱便溏者慎食。

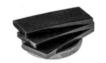 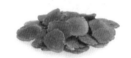

黄精+鸡肉——黄精鸡

材料： 鸡1只，黄精30克，料酒、食盐、白糖、葱、生姜各适量。

做法： 1.鸡宰杀去杂、洗净；生姜洗净切片；葱洗净切段。

2.将鸡、黄精放入锅中，加入适量清水，放入料酒、食盐、白糖、葱和生姜，大火煮沸后，改用小火炖至鸡肉熟烂，拣去黄精、葱和生姜，出锅即可。

功效： 滋阴补虚、补中益气、润肺补肾。

注意事项： 脾虚有湿、咳嗽痰多及中寒泄泻者不宜食用。

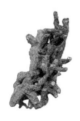 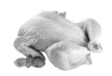

山药+鸽子——山药鸽子汤

材料： 鸽子1只，山药200克，姜2片，料酒少许，枸杞、盐各适量。

做法： 1.锅内烧开水，加少许料酒，把鸽子放进去焯水2分钟，去血水去沫，捞出洗净后待用。

2.山药去皮切块。

3.炖锅里倒入适量清水，放入鸽肉、山药块、姜片。大火烧开后，转小火炖1.5小时。

4.关火前加入枸杞和盐调味即可。

功效： 补脾养胃、大补元气、益气健脾。

注意事项： 腹泻者或患有感冒、发烧者不宜服用。

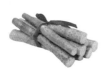

麦冬+鸭肉——麦冬沙参鸭肉汤

材料： 鸭肉500克，沙参15克，玉竹10克，麦冬15克，百合10克，枸杞10粒，生地10克，蜜枣2颗，盐适量。

做法： 1.将所有干货材料清洗干净。

2.鸭肉洗净，焯水2分钟去血水去沫，捞出洗净后待用。

3.将除盐外的所有材料入锅，加入2.5升左右的冷水，大火煮开后转小火慢煲2小时。

4.出锅前放盐调味即可。

功效： 清热养阴、润肺止咳。

注意事项： 风寒咳嗽者忌服。

 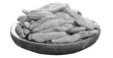

03

气虚体质——补气

气虚体质多因先天禀赋不足、长期饮食失调、情志不畅、久病未愈、疲劳过度、大手术等，引起心、肺、脾、肾功能损伤。心主血脉，肺主一身之气，肾藏元气，脾胃为"气血生化之源"，因此气虚体质易导致血液运行作用减退，体内气的化生不足，机体防御外邪、维护内脏位置功能减退。

症状

1 人体元气不足会有疲乏无力、腰膝酸软、语声低微、胸闷气短、精神不振、头晕目眩、失眠健忘、食欲不振等诸多不适。

2 肺气虚：短气自汗、声音低怯、咳嗽气喘、胸闷，易于感冒，甚至水肿、小便不利等。

3 肾气虚：神疲乏力，眩晕健忘，腰膝酸软，小便频数而清，白带清稀，舌质淡，脉弱。

5 脾气虚：饮食减少，食后胃脘不舒，倦怠乏力，形体消瘦，大便溏薄，面色萎黄，舌淡苔薄，脉弱。

4 心气虚：心悸、气短、多汗，劳则加重，神疲体倦，舌淡，脉虚无力。

调养中药

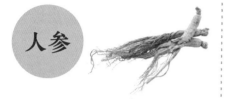

人参

大补元气、补肺益脾、生津止渴、安神益智。

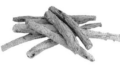

党参

补中益气、健脾益肺、养血生津。

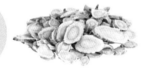

黄芪

益气固表、利水消肿、排毒生肌。

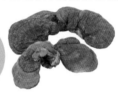

灵芝

补气安神、止咳平喘、镇静安眠。

日常养护

- 宜吃补中益气、性平味甘或甘温食物，如粳米、鸡肉、花生等。
- 忌吃破气、耗气食物，如萝卜、山楂、柿子、槟榔等。
- 忌吃生冷性凉和油腻厚味、辛辣食物。
- 气虚体质者锻炼宜采用低强度、多次数的方式，不宜做大负荷的剧烈运动和出大汗的运动，以柔和的散步、太极拳等运动为主。
- 平时可按摩或艾灸足三里穴，能健脾益气、强身健体。

配伍食谱

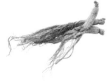

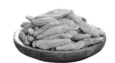

人参+麦冬——人参麦冬茶

材料： 人参60克，麦冬20克。

做法： 1.人参切片，待用。

2.人参片、麦冬放进锅内，加水煮10分钟。

3.将药茶倒入杯中即可。

功效： 滋阴补气、养阴生津、润肺止咳。

注意事项： 不宜同吃萝卜，不宜喝浓茶。

党参+山药——党参山药栗子汤

材料： 猪骨500克，党参3根，栗子60克，山药20克，红枣6颗，姜2片，盐适量。

做法： 1.将党参、山药、红枣清洗干净，栗子用水煮开，去皮去衣待用。

2.将猪骨洗净，放入凉水中，大火煮开后焯水2分钟，再捞出来冲洗干净。

3.将除盐外的所有材料一起下锅，加适量清水，大火滚沸后改小火煲约1.5小时。

4.出锅前加入食盐调味即可。

功效： 健脾益气、补肾养血。

注意事项： 腹胀、风热咳嗽、感冒、表实邪盛、气滞湿阻、食积停滞及阴虚阳亢者忌食。

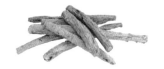

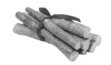

黄芪+老母鸡——黄芪煨老母鸡

材料： 老母鸡1只，黄芪30克，食盐适量。

做法： 1.老母鸡去杂洗净，放入沸水中汆去血沫；黄芪用纱布包好，
装入鸡肚中。

2.将老母鸡放入锅中，加适量清水，放入适量食盐，大火煮沸
后改用小火炖，炖至鸡肉熟烂即可。

功效： 温中补精、益气养血。

注意事项： 腹胀、风热咳嗽、表实邪盛、气滞湿阻、食积停滞及阴虚
阳亢者忌食。

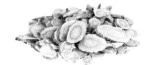 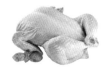

灵芝+鸡肉——灵芝鸡肉浓汤

材料： 鸡肉350克，灵芝10克，太子参15克，红枣5枚，姜5克，
盐、枸杞各适量。

做法： 1.将各材料洗净，鸡肉汆烫。

2.锅中注水，放入所有材料炖煮120分钟。

3.揭盖，加盐调味即可。

功效： 安眠健体、健脾养胃、补益气血。

注意事项： 孕妇、哺乳期女性慎服，低血压患者忌服。

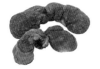 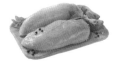

04

痰湿体质——祛湿

痰湿的"痰"不是咱们一般所说的"痰",而是泛指体内水湿代谢反常的一系列体现,包含身体沉重、脸部油腻、口黏腻等。痰湿停留在肝脏中就会形成脂肪肝,停留在皮肤之中就会形成肥胖,停留在腹部就会形成将军肚、向心性肥胖。

痰湿体质有易患高血压、糖尿病、肥胖症、高脂血症、哮喘、痛风、冠心病、代谢综合征、脑血管硬化等疾病的倾向。

症状

1 体形肥胖,身重不爽,腹部肥满松软,面部皮肤油脂较多,多汗且黏。

2 胸闷,痰多,面色淡黄而暗,眼泡微浮,舌体胖大,舌苔白腻或湿滑。

3 容易困倦,对梅雨季节及潮湿环境适应能力差,易患湿证。

4 喜食肥甘甜黏,大便正常或不实,小便不多或微混。

5 性格偏温和、稳重,多善于忍耐。

调养中药

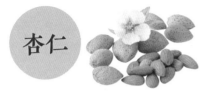

杏仁

降气止咳、平喘润肠，可用于胸闷痰多，肠燥便秘。

紫苏子

降气消痰、止咳平喘、润肠。

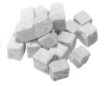

茯苓

宁心安神、健脾利湿，用于小便不利、水肿胀满、痰饮咳逆。

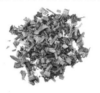

藿香

祛暑解表、化湿和胃，用于呕吐泄泻。

日常养护

- 宜食清热润肺的食物，如苹果、小米、鲜玉米、苦瓜、黑豆等，有助于化痰利湿。
- 宜多食用味淡性温平的食物，多吃些蔬菜、水果。
- 忌食油炸类、辛辣刺激的食物，会引起痰湿加重。
- 不宜食用肥甘油腻、酸涩食品，如饴糖、石榴、柚子、砂糖等。
- 痰湿体质多形体肥胖，因此应该坚持锻炼，如散步、慢跑、八段锦、五禽戏，以及各种舞蹈等，均可选择。运动量应逐渐增强，让疏松的皮肉逐渐转变成结实的肌肉。
- 不宜居住在潮湿的环境里，阴雨季节可使用抽湿机等电器。平时衣着应透气散湿，可经常晒太阳，祛湿寒气。

杏仁+川贝——杏仁川贝粥

材料： 粳米100克，杏仁10克，贝母6克，冰糖适量。

做法： 1.杏仁去皮去尖，沸水烫透；贝母洗净；粳米洗净，放在清水中浸泡半小时，捞出。

2.锅中加入适量清水，放入粳米、杏仁和贝母，大火煮沸后，改用小火熬煮至粥成时关火，放入冰糖后搅匀，焖片刻即可。

功效： 养阴清肺、止咳化痰。

注意事项： 阳虚、郁火者慎食。

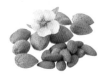 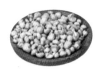

紫苏子+火麻仁——紫苏麻仁粥

材料： 粳米100克，火麻仁15克，紫苏子10克。

做法： 1.将紫苏子、火麻仁捣烂，加适量清水，研磨取汁；粳米洗净。

2.将粳米和紫苏子、火麻仁汁一同放入锅中，加入适量清水，熬煮成粥即可。

功效： 止咳平喘、降气消痰。

注意事项： 气虚久咳、阴虚咳嗽、脾胃气虚、大便稀溏、气滞及阴虚阳亢者忌食。

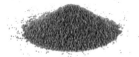 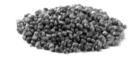

藿香+薄荷——薄荷藿香茶

材料： 薄荷25克，藿香、甘草各15克，白糖适量。

做法： 1.将薄荷、藿香、甘草分别去杂、洗净，捞出沥干。

2.锅中放入适量清水，大火煮沸后，放入薄荷、藿香和甘草，煮20分钟，滤出汤汁，加入白糖调味即可。

功效： 清热解毒、祛痰止咳。

注意事项： 阳虚畏寒者禁食。

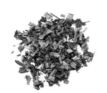 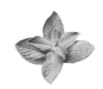

茯苓+山楂——山楂茯苓薏米茶

材料： 山楂15克，薏米20克，茯苓10克，鸡内金6克，白糖5克。

做法： 1.洗净的山楂去蒂，切开，去核，再切成小块，待用。

2.砂锅中注入适量清水烧开。

3.倒入茯苓、薏米、鸡内金，放入山楂，搅拌均匀。

4.盖上盖，小火煮约20分钟至药材析出有效成分。

5.揭开盖，加入适量白糖调味。

功效： 调养脾胃、祛湿保健。

注意事项： 气虚下陷者忌服。

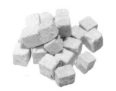 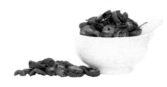

05

湿热体质——清热

湿就是"水湿"，分为外湿和内湿。外湿是由于气候潮湿，居室等环境潮湿或涉水淋雨而侵入人体的湿邪。内湿是由于脾的运化功能、输布津液功能减退或障碍而发生的水湿停滞。中医认为脾有"运化水湿"的功能，脾胃虚弱的人容易内生湿邪，难以抵挡外来湿邪。

所谓热，则是一种热象。而湿热中的热是与湿同时存在的，或因夏秋季节天热湿重，湿与热合并入侵人体，或因湿久留不除而化热。易患皮肤病如痤疮、湿疹、银屑病、汗疱疹，湿癣、脂溢性皮炎、酒糟鼻等，还易患黄疸、火热症、痈疮和疖肿等病症。

症状

1 形体偏胖或消瘦，面垢油光、多有痤疮，性情急躁、容易发怒，不能耐受湿热环境。

2 常感口干口苦、眼睛红赤、身重困倦，小便赤短、大便燥结或黏滞。

3 舌质偏红苔黄腻，脉多见滑数。

4 脾胃湿热：可见脘闷腹满，恶心厌食，便溏稀，尿短赤，脉濡数。

5 大肠湿热：见腹痛腹泻，甚至里急后重，泻下脓血便，肛门灼热，口渴。

6 膀胱湿热：见尿频、尿急，涩少而痛，色黄浊。

7 肝胆湿热：肝区胀痛，口苦，食欲差，或身目发黄，或发热怕冷交替，脉弦数。

调养中药

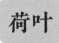 

荷叶

消暑利湿、健脾升阳，用于暑热烦渴、头痛眩晕。

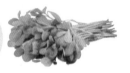

马齿苋

清热利湿、解毒消肿、消炎止渴、利尿，可用于治疗痢疾便血、湿热腹泻。

黄连

泻火燥湿、解毒杀虫，解口渴，治火眼，安心，止痢疾。

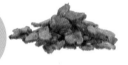

白术

补气健脾、燥湿利水，用于脾胃虚弱、水湿停留、脘腹胀满，痰饮水肿。

日常养护

- 宜多食清热除湿类食物，如赤小豆、鸭肉、鲤鱼、鲫鱼、冬瓜、苦瓜、白菜、芹菜、荠菜、莲藕等。
- 忌食辛辣燥烈、大热大补、肥甘厚腻的食品，如奶油、动物内脏、辣椒、生姜、葱、蒜、鹿肉、牛肉、羊肉等，以免助湿生热。
- 烟酒助生湿热，应戒除。

配伍食谱

荷叶+冬瓜——冬瓜荷叶汤

材料： 冬瓜500克，鲜荷叶20克，食盐适量。

做法： 1.冬瓜削皮，去瓤、籽，切成块状；鲜荷叶洗净，切成丝。

2.将冬瓜和荷叶一同放入锅中，加适量清水，先用大火煮沸后，改用小火煮熟，加入食盐调味即可。

功效： 清热解暑、利水祛湿。

注意事项： 体瘦气血虚者慎食。

 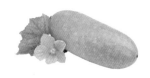

马齿苋+大米——马齿苋大米粥

材料： 大米50克，马齿苋100克，食盐、葱、食用油各适量。

做法： 1.马齿苋去杂洗净，放入沸水中焯一下，捞出后，过冷水漂去黏液，切碎；大米洗净；葱洗净切末。

2.锅中放入适量食用油烧热，放入葱末煸香后，放入马齿苋和食盐，炒至入味后盛出。

3.大米放入锅中，加入适量清水，煮至成粥，放入炒好的马齿苋即可。

功效： 清热利湿、解毒消肿。

注意事项： 体虚便溏者及孕妇忌食。

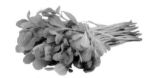 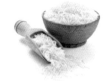

黄连+茶叶——黄连茶

材料： 黄连10克，茶叶5克。

做法： 1.砂锅中注入适量清水，烧开。

2.放入洗好的黄连、茶叶，搅拌匀。

3.盖上盖子，烧开后用小火煮20分钟，至药材析出有效成分。

4.关火后盛出煮好的药茶，装入杯中，待稍微放凉后即可饮用。

功效： 清热燥湿、泻火解毒，缓解心火亢盛、心烦。

注意事项： 凡阴虚烦热、胃虚呕恶、脾虚泄泻、五更泄泻者慎服。

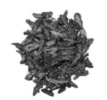

白术+太子参——太子参白术开胃汤

材料： 猪扇骨500克，太子参、薏米各10克，白术、茯苓各5克，扁豆1小把，蜜枣2颗，姜3片，陈皮适量，盐适量。

做法： 1.将太子参、白术和茯苓洗净备用；薏米、扁豆洗净，用清水浸泡30分钟；陈皮洗净，刮掉白色内瓤。

2.猪骨洗干净后放入沸水中焯水。

3.将除盐外的所有材料入锅，加入2.5升左右的冷水。

4.大火煮开后，转小火慢煲2小时；起锅前放盐调味即可。

功效： 益气健脾，祛湿和胃。

注意事项： 不能与藜芦、桃、李子、大蒜、土茯苓同服。

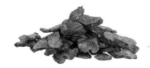 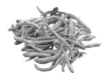

06

血瘀体质——活血

血瘀体质的主要症状是血行迟缓不畅，多半是因为情志长期抑郁，或久居寒冷地区，以及脏腑功能失调所造成，以身体较瘦的人为主。血瘀体质的女性很容易衰老，也容易出现各种妇科疾病，因此血瘀女性要及时调养。

症状

1 常见面色晦暗，皮肤粗糙呈褐色，色素沉着，或有紫斑，口唇黯淡，舌质青紫或有瘀点，脉细涩。

2 瘀阻于肺：胸痛咳嗽，气促，甚者喘息不能平卧，胸闷如塞，心悸不宁，舌质紫暗或有瘀斑、瘀点，脉弦涩。

3 瘀阻于心：胸闷疼痛，痛引肩背，心悸，口唇青紫，舌质青紫或瘀斑、瘀点，脉涩或结代。

4 瘀阻于胃：胃痛，按之痛甚，食后加剧或有包块，入夜尤甚，甚者便血或呕血，舌质有瘀斑、瘀点，脉弦涩。

5 瘀阻于肝：胁痛痞块，入夜尤甚，舌质紫暗或有瘀斑，脉弦涩。

6 瘀阻于肢体：肢体可见局部的肿痛或青紫，舌质紫或瘀斑、瘀点，脉涩。

7 瘀阻于胞宫：小腹疼痛，月经不调，痛经，经色紫黑有块，舌质紫暗或瘀斑、瘀点，脉弦涩。

8 瘀阻脑窍：眩晕，头痛经久不愈，兼见健忘、失眠、心悸、耳鸣耳聋，舌质紫暗或有瘀斑、瘀点，脉弦涩。

调养中药

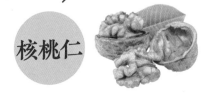

核桃仁

润肺强肾、补气养血、润燥化痰、温肺润肠。

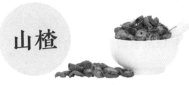

山楂

活血化瘀、消积食，有助于消解局部瘀血，辅助治疗跌打损伤。

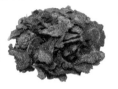

川芎

活血祛瘀、行气开郁、祛风止痛，可用于产后瘀滞腹痛、头痛。

丹参

活血祛瘀、通经止痛、清心除烦。

日常养护

- 宜多吃活血行气的药材，如陈皮、佛手、白术、香附、芍药、丹参、红花、川芎、当归等。
- 宜吃有疏肝解郁、散结作用的食物，如香菇、茄子、油菜、紫菜、萝卜、橘子、水蜜桃等。
- 忌食有涩血作用的食物，如乌梅、苦瓜、柿子、李子、花生米等，以免加重瘀血。
- 忌食肥腻油脂、油炸食品及过甜过咸的食物，防止血脂增高，阻塞血管，影响气血运行。

赤芍+莲藕——赤芍莲藕汤

材料： 藕300克，赤芍10克，白糖、食用油各15克。

做法： 1.赤芍洗净；藕洗净，切成菱形块。

2.将赤芍、藕一同放入锅中，加适量清水，大火煮沸后改用小火煮30分钟，放入白糖调味即可。

功效： 凉血行瘀、消肿止痛。

注意事项： 血虚者慎食。

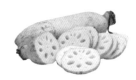

川芎+黑豆——黑豆川芎粥

材料： 粳米50克，黑豆25克，川芎10克，红糖20克。

做法： 1.黑豆去杂洗净，放入清水中浸泡一会儿；川芎水煎取汁；粳米洗净。

2.把黑豆放入锅中，加入川芎汁和适量清水，煮至八成熟。

3.倒入粳米，煮至成粥，放入红糖调味即可。

功效： 活血化瘀、行气止痛。

注意事项： 儿童、肠胃功能不良者慎食。

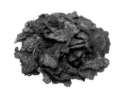 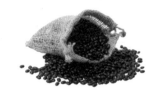

核桃仁+莲藕——核桃藕粉糊

材料： 藕粉30克，核桃仁100克，白糖适量。

做法： 1.核桃仁洗净，用油炸酥后，研磨成泥状。

2.核桃泥和藕粉一同放入大碗中，加入适量清水，调成糊状。

3.锅中加入适量清水，大火煮沸，放入核桃藕粉糊和白糖，不停地搅拌，煮熟即可。

功效： 活血散瘀、生肌止痛。

注意事项： 肺炎、支气管扩张患者不宜食用。

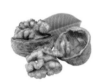 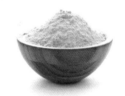

山楂+雪梨——雪梨山楂糖水

材料： 雪梨2个，山楂300克，冰糖适量。

做法： 1.将山楂挖去头尾，然后用筷子穿过中间将山楂籽捅出来。

2.锅里放入山楂，加入适量清水。开大火烧开后，转小火煮约20分钟。

3.将雪梨去皮去核，切小块，放入锅中，小火续煮10分钟左右。

4.加入冰糖，撇去浮沫，待冰糖溶化关火即可。

功效： 清热润肺、活血生津。

注意事项： 胃溃疡患者，或胃酸过多，有吞酸、吐酸者需慎用山楂。

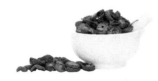

07

血虚体质——补血

血虚体质具有营血不足，濡养功能减弱的生理特征。血虚多由于化源不足，或失血过多或久病暗耗所致。血虚体质的人以女性为多，主要表现为形体消瘦，面色苍白无华，精神疲惫，口唇色淡，毛发枯槁易落，睡眠不佳，大便偏干，舌质淡，脉细弱。血虚质的人食养宜养血，佐以补气。

症状

1 面色淡白或萎黄，唇舌爪甲色淡，头晕眼花，心悸多梦，手足发麻，妇女月经量少、色淡、后期或经闭，脉细等。

2 心血虚证：心悸怔忡、健忘、失眠多梦、面色不华，舌淡，脉细或结代。

3 肝血虚证：头晕，目眩，耳鸣，胁痛，惊惕不安，月经不调，经闭，甚则肌肤甲错，面色苍白，舌质淡，脉弦细。

4 眩晕病中见血虚证：头晕目眩，动则加剧，遇劳则发，面白无华，唇甲苍白，常兼见神疲乏力，少气懒言，心悸失眠等。

5 头痛病中见血虚证：头痛头晕，隐隐作痛，遇劳加重，面色少华，心绪不宁，神疲乏力，食欲不振。

6 出血性疾病中见血虚证：鼻衄，或兼齿衄、肌衄，神疲乏力，面色苍白，头晕眼花，耳鸣，心悸，脉细无力等。

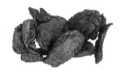

熟地黄

补血滋阴、填精益髓，用于月经不调、崩漏、腰膝酸软等病症。

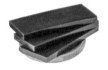

阿胶

补血止血、滋阴润燥、益血养阴。

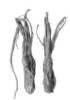

当归

补血调经、活血止痛，用于月经不调、闭经、痛经等病症。

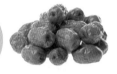

红枣

补中益气，养血安神，缓和药性。

日常养护

- 宜食味甘、性平或以偏凉为主的食材，如鸡肉、鹌鹑、鲳鱼、阿胶、甲鱼等。
- 宜食理气食物，补血养血之食物多滞腻、易碍胃，性偏凉润，应适当搭配行气健胃的食品，如陈皮、佛手等。
- 宜多食含铁食物，如牛肝、羊肝等。
- 忌温热、辛辣食物，易伤津血，如辣椒、干姜、肉桂等。

当归+羊肉——当归生姜炖羊肉

材料： 羊肉350克，当归15克，生姜10克，精盐、胡椒粉、甘蔗汁、花生油各适量。

做法： 1.生姜去外皮，与当归一起洗净，姜切片。

2.羊肉洗净，切成块，放入沸水锅中烫一下，过凉水洗净，待用。

3.锅置火上，加适量清水煮沸，放入生姜、当归、羊肉块、甘蔗汁，用文火炖至烂熟。

4.放入胡椒粉、花生油、精盐，稍煮片刻即可食。

功效： 暖胃祛寒、温补气血、开胃健脾。

注意事项： 大便溏泄者、体虚内热者慎服。

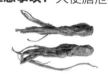 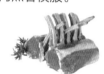

熟地黄+川芎——四物饮

材料： 当归10克，川芎8克，熟地黄12克，白芍12克，红糖适量。

做法： 1.把所有药材放入水中清洗干净，捞出沥干。

2.将洗好的药材放入锅中，加入适量清水。

3.盖上锅盖，大火烧开后转小火，继续煮30分钟。

4.揭开锅盖，加入适量红糖，搅拌至溶化。

5.将煮好的四物饮盛出，趁热饮用即可。

功效： 补血调经、减缓经痛。

注意事项： 眼充血或是感冒未愈者不宜喝。

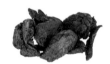 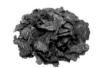

红枣+银耳——皂角米银耳红枣羹

材料： 皂角米1小把，红枣5颗，银耳1朵，冰糖适量。

做法： 1.皂角米提前5小时泡发，银耳提前2小时泡发，剪去根蒂，清洗干净后撕成小朵，放在一旁备用。

2.将除冰糖外的所有材料放进锅内，加足水量。

3.开大火煮开后，转小火煮1小时。

4.放入冰糖，待冰糖完全溶解后，关火即可。

功效： 补肺益气、养阴润燥。

注意事项： 风寒感冒者不宜饮。

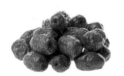 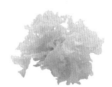

红腰豆+猪蹄——腰豆猪脚筋汤

材料： 猪脚筋4条，猪蹄1只，红腰豆40克，花生40克，红枣3颗，姜2片，料酒适量，盐少许。

做法： 1.猪蹄斩块后和猪脚筋、姜片一起放到开水锅中焯水，倒些料酒去腥。

2.花生和红腰豆洗净，用水浸泡30分钟。

3.将除盐外的所有材料一起放入电饭煲，加适量清水，大火烧开后转小火炖1.5小时。

4.关火前加入盐调味即可。

功效： 养血润肺，美容养颜，下乳。

注意事项： 黄疸和脚气病患者不宜食用。

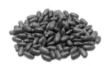 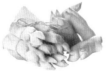

08

气郁体质——解郁

在人体内，气的基本运行形式是升降出入，即清气上升，浊气下降，阳气发散，阴精收藏。这个过程气顺，机体则周身通泰。如果气郁结在体内，人就会郁闷、叹息。"善太息"就是身体本能地通过叹气来调气、顺气，气行无阻，才能七情适度、情绪平稳。

气郁体质是由于肝脏疏泄不足造成的。肝脏为将军之官，调动全身的气畅通无阻，即"疏泄条达"，肝脏不足，则容易气机阻滞。气郁体质的人常常郁闷、烦躁、生闷气，身体的胃脘、胸腹、胁肋、下腹等部位就会胀满疼痛。易产生气机不畅的疾病，如郁病、失眠、梅核气、惊悸等。

症状

1 形体瘦者为多，性格内向不稳定，忧郁脆弱，敏感多疑，多愁善感，闷闷不乐。

2 胸胁胀痛或走窜疼痛，喜欢长出气。

3 女性乳房胀痛，经期腹痛，睡眠较差，食欲较差。

4 大便干，小便正常，舌淡红，苔白。

5 对精神刺激适应能力较差，不适应阴雨天气。

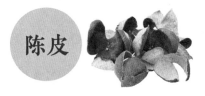

陈皮

理气健脾、燥湿化痰、疏肝散结，用于脾胃气滞引起的脘腹胀满、疼痛。

玫瑰花

理气解郁、活血散瘀，可用于治疗肝胃气滞导致的疼痛。

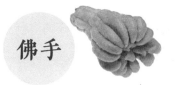

佛手

芳香理气、健胃止呕、化痰止咳，用于止呕消胀、宽胸和胃。

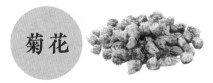

菊花

清热解毒，疏风平肝，清心安神。

日常养护

- 宜多食理气补肾的食物，如莲藕、白萝卜、西红柿、山药、胡桃仁、白果、黑芝麻等。
- 宜多吃行气的食物，如佛手、橙子、大蒜、陈皮、荞麦、韭菜、茴香、火腿、高粱皮、刀豆、香橼、胡萝卜等。
- 宜吃芳香的食物，有行气解郁的功效，如紫苏、葱、薄荷、玫瑰花、桂花、薰衣草等。
- 忌食寒凉、温燥、油腻、收涩的食物，如李子、石榴、肥肉、乌梅、奶酪、柿子等。
- 忌食辛辣、肥甘厚味、煎炸食物，如咖啡、浓茶、炸鸡、薯条等。

配伍食谱

甘松+九节菖蒲——解郁安神茶

材料： 甘松70克，九节菖蒲90克，茯神100克。

做法： 1.将药材研为粗末，和匀，备用。

2.每次用30克，放入热水瓶中，用沸水冲泡，旋紧瓶塞10~20分钟，代茶饮用。每日1~2次。

功效： 理气、开窍、豁痰、安神。

注意事项： 气虚血热者忌用。

 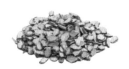

茉莉+石菖蒲——茉莉茶

材料： 茉莉花6克，石菖蒲6克，青茶10克。

做法： 1.将药材研为粗末，放入保温杯中。

2.用沸水冲泡，加盖闷5~10分钟，代茶饮用。每日1剂。

功效： 理气活血、散风祛湿。

注意事项： 凡阴亏血虚及滑精多汗者，均不宜饮用。

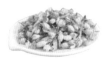 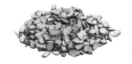

佛手+鸡肉——鸡丝炒佛手

材料： 鸡脯肉150克，佛手250克，水淀粉、鸡蛋清、葱、生姜、料酒、食盐、酱油、食用油各适量。

做法： 1.鸡脯肉洗净切丝，用食盐、水淀粉、鸡蛋清浆好；佛手、葱分别洗净，切丝；生姜洗净榨汁。

2.锅中加入适量食用油烧热，放入鸡脯肉，拨散滑透，放入佛手滑透，一起倒入漏勺中沥油。

3.锅中留少许食用油烧热，放入葱爆香后，放入料酒、姜汁，倒入鸡脯肉和佛手，加入食盐，翻炒至熟即可。

功效： 健胃止痛、疏肝理气。

注意事项： 阴虚有火、无气滞症状者慎食。

 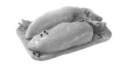

陈皮+粳米——陈皮粥

材料： 粳米100克，陈皮50克。

做法： 1.陈皮研细末；粳米洗净。

2.粳米放入锅中，加入适量清水，熬煮成粥后，加入陈皮，再煮10分钟即可。

功效： 调中理气、健脾益气。

注意事项： 气虚体燥、阴虚燥咳、吐血及内有实热者慎食。黄疸和脚气病患者不宜食用。

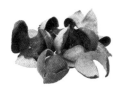 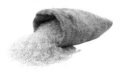

09 特禀体质——抗敏

特禀体质又称特殊禀赋，主要包括过敏体质、遗传病体质、胎传体质等。特禀体质的人卫气虚损不能抵御外邪，容易打喷嚏、流清涕等。中医认为，"肾为先天之本""脾为后天之本"，特禀体质多半脾肾不足，因此调养应以健脾、补肾气为主，以增强卫外功能。

症状

1 季节适应能力差，季节交替容易旧病发作，常患流感等疾病。

2 即使不感冒也经常鼻塞、打喷嚏、流鼻涕，咽干、咽痒等。

3 对药物、食物、气味极其敏感，易患哮喘、花粉症及药物过敏等。

4 容易对动物毛发过敏，轻者眼睛发红发痒，流鼻涕、打喷嚏，严重者可能会窒息。

5 有的人皮肤容易起荨麻疹，皮肤常因过敏出现紫红色瘀点、瘀斑。

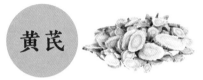

黄芪

补气升阳、托毒生肌、益气固表，用于肝肾阴虚，抗过敏。

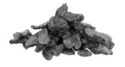

白术

健脾益气、燥湿利水，抗衰老、抗过敏，增强免疫力。

浮小麦

除虚热，止汗，用于骨蒸劳热、自汗盗汗、脾虚食少。

菟丝子

补肝肾、益精髓，用于肝肾虚弱、精血不足。

日常养护

- 饮食宜清淡，多食用益气固表、清热解毒的食物。
- 忌食生冷、辛辣、肥甘油腻及各种"发物"，如虾、蟹、辣椒、酒等，以免加重过敏反应。
- 忌吃致敏食物和热性食物，如榴莲、芒果、荔枝、草莓、猕猴桃、菠萝等。

配伍食谱

苹果+银耳——苹果银耳羹

材料： 苹果1个，银耳半个，红枣、冰糖各适量。

做法： 1.提前用水将银耳泡发备用。

2.去掉银耳的根蒂，撕成小朵，放入锅内，加足量水炖煮。

3.大火煮开后转小火炖2小时，银耳煮至黏稠形成胶状物。

4.将苹果切块，同红枣一起加入锅内。

5.续煮1小时，再加入冰糖至溶化即可。

功效： 生津止渴、健脾益胃、抗过敏。

注意事项： 银耳注意不要泡发过久。

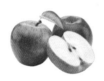 

生地黄+苍术——散疹茶

材料： 生地黄90克，苍术30克，茶叶10克。5岁以下的儿童，用生地黄9克，苍术3克，茶叶3克。

做法： 1.先将生地黄、苍术加水煎汤。

2.取沸药汁冲泡茶叶于茶壶内，代茶频频饮用，至全身出汗为止。每日1剂。

功效： 清热凉血，祛风止痒。

注意事项： 服此茶汗出后应避风防止受凉。

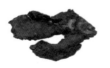 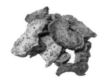

黄芪+乌梅——固表粥

材料： 粳米100克，黄芪20克，乌梅15克，当归12克，冰糖适量。

做法： 1.乌梅、黄芪、当归一同放入砂锅中，加入适量清水，大火煮沸后，改用小火煎取浓汁，取汁备用；

2.粳米洗净，放入锅中，倒入药汁和适量清水，煮至粥熟后，加入冰糖调味即可。

功效： 养血消风、扶正固表，治疗各种外源性过敏。

注意事项： 感冒发热、热盛出血及胸腹满闷者忌食；孕妇慎食。

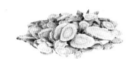 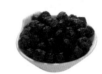

葱白+鸡肉——葱白红枣鸡肉粥

材料： 粳米100克，鸡肉100克，红枣10颗，生姜10克，葱白、食盐各适量。

做法： 1.将粳米淘洗干净；红枣洗净去核；葱白洗净切段；鸡肉洗净切丁；生姜洗净切丝。

2.将粳米、鸡肉、生姜、红枣一同放入锅中，加入适量清水，煮成粥，待粥快熟时加入葱白熬煮至熟，加入食盐调味即可。

功效： 适用于变应性鼻炎引起的鼻塞、喷嚏、流清涕者。

注意事项： 脾胃虚寒、牙病、便秘者不宜食用。

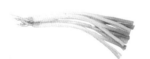 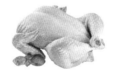

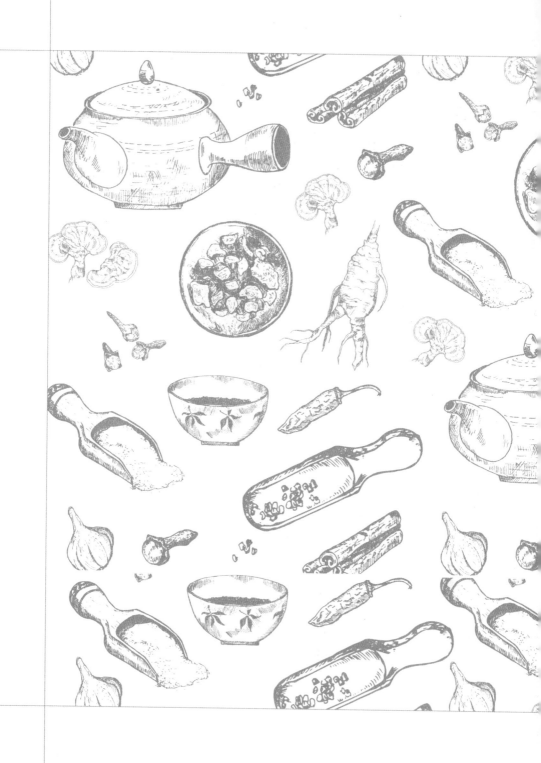

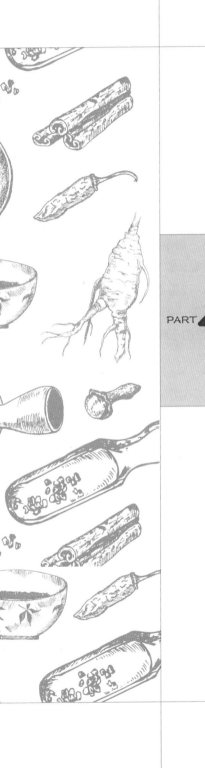

PART 4 因时制宜，四季的中药配伍攻略

01

春——养阳防风，养肝

中医认为春属木，主升发，肝气旺。春季阳气初升，万物萌发，正、二月间，乍寒乍热，宿疾复发，时令病起。养生应顺应人体阳气始生的特点。

"逆春气则少阳不生，肝气内变。"春天应该顺应阳气，把养肝作为第一要务，对日常饮食和起居生活进行相应调整。肝气升发太过或肝气郁结，都会造成肝脏损伤。例如有的人到了春季，容易哮喘、咳嗽，这是肝气犯肺的缘故；有的人出现频繁的抽筋、腹泻，或犯春困，都是因为肝火旺、脾虚；还有的人会无理由浑身疼痛，如肩膀疼、乳房及腋下疼、臀部疼、大腿外侧疼，是由于经气排泄不利。

日常养护

1 宜吃辛温发散的食品，如春笋、韭菜、豌豆苗、菠菜等，有助于升发阳气。

2 青入肝，宜多吃青色食物，如绿叶菜，可以疏肝解郁。

3 酸入肝，适当吃一些酸味中药材，如乌梅、陈皮、山楂等，可以滋肝阴、养肝血。

4 忌食辛辣刺激、肥腻、油炸、干硬食物，避免肥腻伤肝。

5 少食生冷、黏腻食物，如冷饮、冷藏蔬果，避免损伤脾胃。

适合春天进补的中药配伍食谱

双豆土茯苓猪骨汤

材料： 排骨500克，花豆40克，赤小豆25克，土茯苓30克，陈皮1块，姜3片，盐适量。

做法： 1.先将花豆和赤小豆用水浸泡30分钟，土茯苓洗干净，排骨洗净斩件。

2.锅里放排骨，加适量凉水烧开，煮出浮沫血水后捞起来。

3.陈皮泡软后，刮掉白色内瓤；生姜去皮后拍扁。

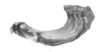

4.将除盐外的所有材料入锅，加入2.5升左右的冷水，开火加热。

5.大火煮开后转小火慢煲2小时，出锅前放盐调味即可。

功效： 赤小豆、花豆和土茯苓皆有清热祛湿之功，合而为汤，适用于因春季气候干燥引起的喉咙干、嗓子疼、上火等症状。

归枣鸡蛋汤

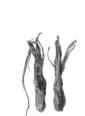

材料： 鸡蛋2个，当归10克，红枣10颗。

做法： 1.将当归洗净、切成小片；红枣洗净、去核。

2.把当归和红枣一同放入锅中，加入适量清水，再放入鸡蛋同煮。

3.鸡蛋煮熟后去壳，用洁净的针在熟鸡蛋周围刺10多个小孔，放回锅中再煮10分钟，吃鸡蛋喝汤。

功效： 当归补血养颜，红枣补脾和胃，几者搭配能补中益气、缓解春困。

02

夏——消暑排湿，养心

中医认为夏属火，通心、心气旺。夏时阳气盛，是万物最繁荣、茂盛的季节。但夏季也气候炎热、高温而多雨，多有暑湿之邪侵扰。湿为长夏之主气，"暑易伤气"，因此夏季养生应顺应人体阳气充盛的特点。

夏季又称为"苦夏"，是因为夏季容易出现睡不好、吃不香、没精神、易烦躁等情况。"逆夏气则太阳不长，心气内洞。"夏季尤其要注意养心，忌大喜大怒，保持神清气和、开怀舒畅的精神状态，从而使心神得养。

夏季虽以养心为主，但长夏湿邪易犯脾胃，导致消化吸收功能低下，因此夏天不仅要养心，更要护脾胃。

日常养护

1 宜食解表祛寒、健脾暖胃的辛温类食品，如生姜能化解夏季过食冰冷食物导致的胃中虚冷。

2 宜适当食用性寒味苦的食物，如苦瓜、马蹄、莲子心等。

3 宜多饮水，多吃新鲜蔬果。

4 饮食宜清淡，少油腻，以清润之品为主。

5 多吃黄色食物和甘味食物，有健脾的功效。

6 忌暴饮暴食，少吃冰冻食品；胃溃疡、胃酸过多者不宜食用酸味冷饮。

适合夏天进补的中药配伍食谱

莲藕绿豆排骨汤

材料： 排骨400克，莲藕1节，绿豆60克，盐适量。

做法： 1.排骨、莲藕洗净，莲藕去皮切块。

2.排骨冷水入锅，水开后焯水2分钟。

3.将除盐外的所有材料一起入锅，加适量清水，大火烧开后，转小火炖1.5小时。

4.关火前加盐调味即可。

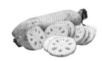

功效： 本汤有清热解毒、消暑除烦之功效，对于暑热烦渴、疮毒痈肿等症有一定的辅助调理作用。

竹荪葛根海底椰汤

材料： 猪排骨500克，海底椰10克，竹荪25克，百合10克，山药15克，芡实15克，薏米15克，葛根15克，姜2片，盐适量。

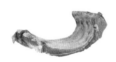

做法： 1.将海底椰、竹荪、百合、山药、芡实、薏米、葛根用水浸泡30分钟。

2.猪排骨洗干净后放沸水中焯，去除油脂、杂质、血水，捞起沥水；姜拍裂。

3.竹荪剪掉菌尾端及顶部的网状物，用温盐水浸泡约15分钟洗净备用。

4.将除竹荪和盐之外的所有材料入锅，加入2.5升冷水，大火煮开后，转小火慢煲2小时。出锅前15分钟放入竹荪和盐即可。

功效： 竹荪润肺止咳；葛根清火排毒；海底椰除燥清热。此汤尤适合肺虚热咳、外感发热头痛者饮用。

03

秋——预冻防燥，养肺

中医认为秋属金，主于肃杀，肺气旺。秋季草木黄落，天气干燥，昼热夜凉，气候寒热多变。处于"阳消阴长"之时，是万物成熟收获的季节。秋季养生应顺应人体阴精阳气收敛内养状态的特点。

"逆秋气则太阴不收，肺气焦满。"燥是秋季的主气，易损耗肺津，秋季养生应以滋阴润燥、补益肺气为主。中医学认为"肺开窍于鼻"，鼻为肺之门户，外邪侵肺常经鼻入肺，因此时常按摩、清洗鼻子有利于增强肺脏功能，避免感冒、咳嗽等疾病。

肺脏清虚而娇嫩，吸之则满，呼之则虚，为脏腑之华盖，百脉之所朝会，主一身之气和呼吸之气。秋季秋高气爽，宜做适当的运动发汗，坚持散步、登山、慢跑等运动，常呼吸吐纳可增强肺脏功能，促进健康。

日常养护

1 宜进食清热生津、养阴润肺的食物，如杏、百合、蜂蜜、牛奶、梨、莲子、苹果、菠萝、香蕉、银耳、芝麻等清补滋润之品。

2 宜食益气滋阴、宣肺化痰的中药，如沙参、麦冬、百合、川贝、杏仁等。

3 饮食应以温、软、清淡为宜，定时定量，少食多餐。

4 少吃辛辣刺激的食物，如葱、姜、蒜、韭菜、辣椒等，以免耗伤津液。

适合秋天进补的中药配伍食谱

茶树菇银耳鸽子汤

材料： 鸽子1只，莲子25克，百合15克，银耳10克，茶树菇25克，姜3片，盐适量，料酒少许。

做法： 1.银耳泡发后撕成小朵，将莲子、百合和茶树菇用水浸泡30分钟。

2.烧一锅开水，加少许料酒，将鸽子放入锅中焯水，去血水去沫，捞出待用。

3.将除盐外的所有材料一起放进炖锅里，隔水炖2小时。

4.出锅前调入适量盐即可。

功效： 此汤有滋阴润燥、补血益气之功效，老少皆宜，尤适合干燥的秋季饮用。

青橄榄芦根茶

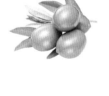

材料： 青橄榄45克，芦根12克。

做法： 1.砂锅中注入适量清水烧开，倒入洗净的芦根。

2.盖上盖，用中火煮约20分钟。

3.捞出药材，放入洗净的青橄榄。

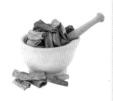

4.转大火煮约3分钟，至其变软。

5.关火后盛出煮好的芦根茶，装杯即可。

功效： 青橄榄有清热解毒、利咽化痰、生津止渴、除烦醒酒等功效，芦根有清热生津、除烦止呕的作用。二者配伍能缓解咽喉不适、润燥生津。

冬——冬令进补，养肾

中医认为冬属水，主于敛藏，肾气旺。冬季气候寒冷，草木凋零，冷冻虫伏。阳藏阴盛，万物闭藏，养生应顺应闭藏规律，以静养、藏精为主。

"逆冬气则少阴不藏，肾气独沉。"寒为阴邪，易伤阳，因此冬天养生先要护肾阳。肾阳虚，则畏寒肢冷、腰以下冷甚。冬天不仅要养肾阳肾气，也要养肾阴肾精。肾为元气之根，肾气不足发展下去会致肾虚。肾阴虚，则五心烦热，梦多眠少，腰膝酸软；肾精不足，则头晕神疲。

冬季养肾，以敛阴护阳，养肾藏精为根本。除了节制房事，保存肾精，还可以药食调理，补肾益精。

日常养护

1 宜多食甘温食物，如白菜、萝卜、豆芽、山药、核桃、桂圆、红枣等。

2 宜多吃黑色食物，黑色对应肾脏，有利于肾精的封藏。

3 宜适当施以药补，益气养血补肾，如黄芪、党参、枸杞、阿胶、黑枣等。

4 少食生冷及寒性、过于辛辣、燥热的食物，以免伤及阳气。

5 少食油腻的食物，如油炸食品、动物油、肥肉等。

适合冬天进补的中药配伍食谱

当归羊肉粥

材料： 粳米150克，羊肉50克，当归20克，料酒、食盐、味精、鸡油、葱、生姜、胡椒粉各适量。

做法： 1.生姜洗净切片；当归泡透切片；羊肉洗净，煮去血水，切成小块；葱洗净切段；粳米洗净。

2.将粳米、羊肉、当归、生姜、葱、料酒一同放锅中，加入适量清水。

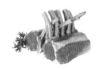

3.大火煮沸后，改用小火炖煮35分钟，加入食盐、味精、鸡油、胡椒粉调味即可。

功效： 当归补血活血、调经止痛、润燥滑肠，羊肉益气补虚。二者配伍能补血散寒，调经止痛，适合冬天温中暖肾。

杜仲冬菇煲猪腰

材料： 猪腰2只，芹菜50克，黑木耳30克，冬菇10克，杜仲20克，食用油、食盐各适量。

做法： 1.将猪腰片开，除去白色臊腺，切成腰花。

2.杜仲用食盐水炒焦，切丝；黑木耳浸泡后去蒂，洗净；芹菜洗净切段；冬菇浸泡后洗净，切成两半。

3.将腰花、黑木耳、杜仲、冬菇、芹菜、食盐和食用油一同放入锅中，加入水，中火煮沸后，改用小火煲40分钟即可。

功效： 猪腰补血益气，芹菜促消化，杜仲补肝肾、强筋骨，此汤有健脾固肾、驱寒保暖之功效。

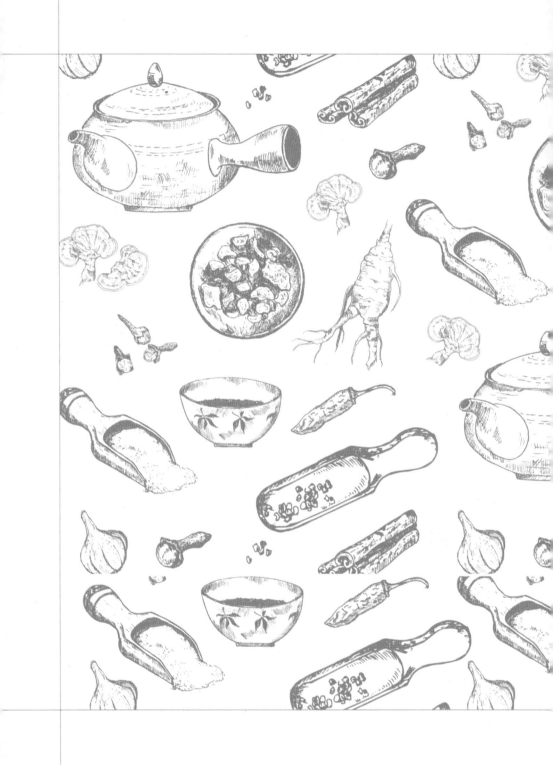

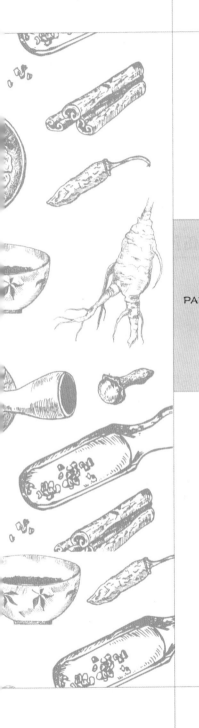

PART **5** 伤寒杂病全不怕，
中药治病有方法

01
感冒

中医称感冒为"伤风"，其又有冒风、伤寒、冒寒、重伤风等名称，西医称为上呼吸道感染。感冒是触冒风邪或时行邪气，引起肺卫功能失调，出现鼻塞、流涕、喷嚏、头痛、恶寒、发热、全身不适等症状的一种疾病。大多散发，冬、春季节多发，季节交替时多发。中医将感冒分为风寒感冒、风热感冒、暑湿感冒和体虚感冒四种类型。

感冒对症食疗配伍药方

风寒感冒

◇ 葱白红糖水 ◇

材料： 生姜10克，葱白适量，红糖20克。

做法： 1.洗净的葱白切成长段，生姜先切片再切成细丝。

2.将葱白、生姜一起放入锅中，加水煮沸，加入红糖搅匀。

3.趁热一次服下，盖被微出汗。每日1次，连服3日。

功效： 生姜、葱白都是辛温的食物，能发汗解表，理肺通气，除风寒湿邪。此方适用于风寒感冒，症见较怕冷、发热轻、无汗、头痛、四肢酸疼、鼻塞、呼吸声重、时常流清涕、咽喉痒、咳嗽、咳稀薄白痰。

风热感冒

◇ 柴胡菊花茶 ◇

材料： 柴胡10克，菊花5克，薄荷3克。

做法： 1.将柴胡、菊花、薄荷分别洗净备用。

2.将柴胡放入锅内，加水适量，大火煮开，加入菊花、薄荷烧煮片刻即可关火。

功效： 菊花具有平肝明目、散风清热的功效，用于治疗头痛眩晕、目赤肿痛、风热感冒等病症效果显著。与柴胡一起可清热解表，对风热感冒引起的咽喉肿痛、口干舌燥、咳嗽、发热头痛、咳吐黄痰等有很好的疗效。

暑湿感冒

◦ 藿香鲫鱼汤 ◦

材料： 藿香15克，鲫鱼1条，料酒、盐各适量。
做法： 1.鲫鱼宰杀，去鳞、洗净剖好，藿香洗净备用。
2.将鲫鱼用料酒、盐腌渍20分钟后和藿香一块放入炖锅内，加水适量。
3.清蒸至熟，即可食用。

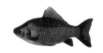

功效： 藿香能芳香化浊、和中止呕、发表解暑，可用于湿浊中阻、湿温初起、发热倦怠、胸闷不舒、寒湿闭暑、鼻渊头痛。本品可消暑化湿，对暑湿感冒，头痛昏重、呕吐、疲乏无力等症有较好疗效。

体虚感冒

◦ 参苏饮 ◦

材料： 紫苏叶、半夏（汤洗7次，姜汁制，炒）12克，前胡、人参、茯苓各23克，桔梗、甘草、葛根、陈皮各15克，生姜7片，红枣1个。
做法： 1.将药材混匀，每服12克，放入砂锅。
2.用水220毫升，煎至140毫升，去滓，微热服。
功效： 主治由于体虚导致的反复感冒。此方以人参、茯苓、甘草益气以祛邪；紫苏叶、葛根疏风解表；半夏、陈皮、桔梗、前胡宣肺理气，化痰止咳；姜、枣调和营卫。

02

咳嗽

咳嗽是呼吸系统疾病的常见症状，中医认为咳嗽是因外感六淫或内伤影响于肺所致的有声有痰之症。咳嗽的主要症状：痰多，色稀白或黄稠，量少，喉间有痰声，似水笛哮鸣声音，易咳出，喉痒欲咳等。

外感咳嗽为邪气壅肺，多为实证，以祛邪利肺为治疗原则；内伤咳嗽多属邪实正虚，故以祛邪扶正、标本兼治为治疗原则。咳嗽的治疗，除直接治肺外，还应从整体出发注意调理肝脾肾等。

咳嗽对症食疗配伍药方

◦ 鲜梨贝母 ◦

材料： 鲜梨2个，贝母末6克，白糖30克。

做法： 1.将梨洗净、去皮，对半剖开，挖去梨核，保留梨子的外形不变。

2.然后把贝母末及白糖填入挖去梨子核的部位，将两半梨合并放在碗内蒸熟。

3.每天蒸2个梨，早晚各吃1个，分2次吃完。

功效： 梨具有生津润燥、清热化痰的功效，贝母能止咳化痰、清热散结。二者配伍，能增强清热润肺、化痰散结的作用，防治风燥伤肺引起的咳嗽，症见喉痒干咳、无痰或痰少而粘连成丝、咳痰不爽。

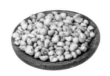

沙参玉竹麦冬汤

材料： 鸭肉500克，沙参15克，玉竹10克，麦冬15克，百合10克，枸杞10粒，生地10克，蜜枣2颗，盐适量。

做法： 1.将所有干货材料清洗干净。

2.将鸭肉洗净，焯水2分钟去血水去沫，捞出洗净后待用。

3.将除盐外的所有材料入锅，加入2.5升左右的冷水，大火煮开后转小火慢煲2小时。

4.出锅前放盐调味即可。

功效： 沙参具有清热养阴、润肺止咳之功效，与玉竹、麦冬一起煲汤，对于慢性支气管炎、肺热咳嗽等肺系病有很好的辅助调理作用。

杏仁止咳茶

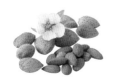

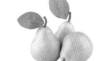

材料： 杏仁10克，鸭梨1个，冰糖20克。

做法： 1.将杏仁去皮，捣碎，将鸭梨洗净去皮，冰糖捣碎备用。

2.加水注入砂锅，放入杏仁、鸭梨块。

3.用武火煮沸，改文火煎20分钟左右。

4.放入冰糖，待溶解后即可饮用。

功效： 杏仁祛痰止咳、平喘，鸭梨清热润喉。二者配伍能宣肺止咳，治疗急性支气管炎引起的咳嗽、气喘等。

盐蒸橙子

材料： 新鲜橙子1个，食盐3克。

做法： 1.将橙子洗净，并在盐水中浸泡一会儿。

2.橙子切顶，在橙肉上均匀撒盐，用筷子戳几下，便于盐分渗入。

3.橙子装入碗中，上锅蒸，水开后再蒸10分钟左右。

4.取出吃肉喝汁，每天服用1个。

功效： 橙子可理气、化痰、润肺；淡盐水可以祛痰，但盐不要放太多。此方适用于秋冬感冒受凉引起的咳嗽，症见咳声重浊，气急，喉痒，咯痰稀薄、色白等。

03

哮喘

哮喘是一种慢性呼吸道疾病，其主要临床表现包括喘息、呼吸困难、咳嗽、咳痰、胸闷、胸痛等。典型表现为咳嗽伴有哮鸣音、咳痰、胸闷憋气，甚至出现呼吸困难等。

哮喘患者应避免接触过敏原及其他哮喘触发因素，同时接受规范化的药物治疗、特异性免疫治疗及应急知识教育等。

哮喘对症食疗配伍药方

茯苓甘草茶

材料： 茯苓12克，甘草10克。

做法： 1.砂锅中注入适量清水烧开，放入备好的茯苓、甘草，搅拌均匀。

2.盖上盖，用小火煮20分钟，至药材析出有效成分。

3.揭开盖，将药材及杂质捞干净。

4.关火后盛出煮好的药汁，装入碗中，待稍微放凉即可饮用。每日1~2次。

功效： 此方中茯苓利水渗湿、健脾宁心；甘草缓急止痛、祛痰止咳。二者配伍煎茶饮用，能利心肺水湿、祛痰止咳，可辅助治疗心肺型哮喘，症见喘咳气逆、难以平卧、咯痰稀白等。

五味子鸡蛋

材料： 五味子250克，红皮鸡蛋10个。

做法： 1.将五味子洗净，浸泡30分钟。

2.鸡蛋煮熟后捞出，把鸡蛋壳打碎至出现小裂纹即可。

3.在锅中加适量冷水，加入五味子和煮熟的鸡蛋，大火煮开，转小火煮30分钟后关火，1小时后取出鸡蛋食用。

4.每日早晨吃1个。

功效： 五味子具有敛肺止咳、补肾宁心、益气生津之功，鸡蛋能益精补气、润肺利咽。二者搭配食用，能增强养肺益气的功能，用于肺肾两虚之虚喘，症见气息短促、动则喘甚等。

◦ 灵芝百合茶 ◦

材料： 灵芝10克，百合10克，沙参10克。

做法： 1.将灵芝用温水浸泡1小时。

2.将灵芝、沙参、百合三味同煎，煎至沸腾。

3.置保温壶中，代茶分3次左右温饮。

功效： 灵芝能补气安神、止咳平喘，沙参能清肺化痰、养阴润燥、益胃生津，百合能润肺止咳、清心安神。三者配伍发挥润肺止咳之效用，主治慢性支气管炎、支气管哮喘。

◦ 白果炖鸡汤 ◦

材料： 鸡半只，白果25克，红枣4颗，姜2片，适量盐。

做法： 1.鸡斩块后洗净，焯水2分钟，去血水去沫，捞出洗净待用。

2.将水煮开，将去壳白果仁放入，煮一会儿，用竹筷搅拌去除红衣。

3.锅内加入2.5升左右的冷水，放入鸡肉、红枣、姜片，大火煮开后，转小火煮30分钟。

4.继续煲1小时；出锅前放盐调味即可。

功效： 白果有敛肺定喘、止带缩尿之功效，对哮喘痰嗽、遗精尿频有明显疗效。

04

头痛

头痛是临床常见病症。常见的头痛有胀痛、撕裂样痛、针刺样痛等，部分伴有血管搏动感及头部紧箍感，以及发热、头晕、肢体困重等症状。发病原因繁多，如脑血管疾病、五官疾病等均可导致。

风寒外袭头痛宜祛风散寒止痛；肝阳上亢头痛宜平肝熄风、理气化瘀通络；瘀血头痛宜活血化瘀、疏经活络；气血亏虚头痛宜益气补血、缓急止痛。

头痛对症食疗配伍药方

疏肝止痛粥

材料： 香附9克，玫瑰花3克，白芷6克，大米100克，白糖适量。

做法： 1.大米洗净，浸泡半小时；香附、白芷水煎取汁，加入大米、清水，煮至水沸。

2.将清洗干净的玫瑰花倒入粥中，用小火慢熬10分钟后关火，加入适量白糖调味即可。

3.每天早晚各1次。

功效： 香附具有疏肝解郁、理气宽中等作用，玫瑰花具有理气、行血、止痛等作用，白芷具有祛风止痛的作用。三者配伍可疏肝解郁、理气止痛，防治头痛。

材料： 核桃仁40克，人参、生姜各6克，蜂蜜适量。

做法： 1.将人参切片，核桃仁捣碎，生姜切丝。

2.将上述材料放入水壶中，用沸水冲泡，盖上盖闷泡15分钟。

3.加入适量蜂蜜，待溶解后即可饮用。

功效： 核桃仁温补肺肾、定喘润肠，人参补气、生津安神，生姜祛寒。三者配伍发挥祛寒定惊、大补元气之效用，适于气虚性头痛、肾虚性头痛。

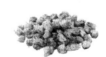

材料： 川芎60克，香附子120克，绿茶6克。

做法： 1.先将香附炒熟备用，然后将炒香附、川芎研成细末，混匀。

2.取绿茶，置于保温瓶中，冲入沸水泡闷10分钟，取清汁趁热加入药末10克，再闷15分钟。

3.摇匀后，频频代茶饮用，每日1~2剂，1周为1个疗程。

功效： 川芎辛温香燥，能活血行气、祛风止痛；香附能疏肝解郁、理气宽中、调经止痛。二者搭配绿茶有疏肝、止痛的功能，适用于肝气郁滞引起的慢性头痛。

材料： 生石膏10克，菊花10克，川芎10克，茶叶5克。

做法： 1.将药材研为细末混匀备用。

2.每次取茶叶5克左右，放入杯中，用沸水冲泡。

3.加盖闷10分钟后，分数次饮用，当日饮尽。

功效： 生石膏解肌清热、除烦止渴，菊花清热，川芎祛风止痛。三者配伍发挥散热止痛之效用，适于风热头痛者、头部灼热胀痛者。

湿疹是由于血虚伤阴，湿热蕴结而使肌肤失养所导致的皮肤病。中医认为湿疹发病原因多半为先天禀赋不耐，后天调养失节，饮食不当，使内外湿邪相搏，久而化热，湿热蕴结，浸淫肌肤而发病。

湿热化火发为急性湿疹，常表现为热重于湿，湿热蕴结肌肤，多为慢性湿疹。湿邪郁久会化燥伤阴致脾虚血燥。因此湿疹患者可以食用具有清热凉血、除湿止痒、活血通络的中药来治疗。

湿疹对症食疗配伍药方

◦ 土茯苓煲鸡汤 ◦

材料： 鸡肉600克，土茯苓40克，生地15克，蜜枣2颗，姜2片，盐适量。

做法： 1.土茯苓洗净，用水稍微浸泡一会儿，生地和蜜枣洗干净。

2.鸡肉斩块，洗净后放入沸水中焯水，去除油脂、杂质和血水后捞起来备用。

3.将除盐外的全部材料放进汤锅，加入适量清水。

4.大火煮开后，转小火慢炖1.5~2.0小时；关火前加入适量盐调味即可。

功效： 土茯苓渗湿利水、益脾和胃，生地滋阴清热、凉血补血。此方配伍有清热解毒凉血之功效，适用于血热、湿毒引起的湿疹皮炎、皮肤瘙痒及女人下焦湿热引起的带下色黄等。

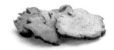

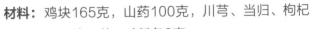
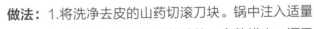

山药鸡肉煲汤

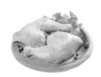

材料： 鸡块165克，山药100克，川芎、当归、枸杞各10克，盐、鸡粉各2克。

做法： 1.将洗净去皮的山药切滚刀块。锅中注入适量清水烧开，放入洗净的鸡块，汆熟捞出，沥干水分，待用。

2.砂锅中注入适量清水烧开，放入汆好的鸡块。

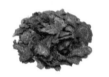

3.倒入洗净的川芎、当归，倒入山药块，搅匀，撒上枸杞，盖上盖，烧开后转小火煲煮约45分钟。

3.揭盖，加入盐、鸡粉，搅匀，续煮一小会儿，关火后盛出鸡汤，装在碗中即可。

功效： 山药补中益气、强肾健脾，当归补血活血、调经止痛，川芎祛风燥湿。几者配伍能发挥祛湿益气之功效，对湿疹有辅助治疗效果。

决明子大米粥

材料： 大米120克，薏米85克，蒲公英少许，白糖适量。

做法： 1.砂锅中注入适量清水烧开；倒入洗净的蒲公英，放入洗好的大米、薏米，搅拌均匀。

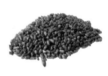

2.盖上盖，用大火煮开后转小火煮约45分钟至食材熟透。

3.揭开盖，加入适量白糖，拌匀，续煮片刻至白糖溶化；关火后盛出煮好的粥即可。

功效： 蒲公英能清热消炎、利尿、改善湿疹，薏米祛热除湿。二者配伍能发挥祛湿除热的功效。

慢性鼻炎是鼻腔黏膜和黏膜下层的慢性炎症。临床主要表现为鼻塞、鼻涕多等症状，肥厚性鼻炎可表现为持续性鼻塞，单纯性鼻炎表现为间歇性鼻塞。

鼻炎是脏腑失调、外感风邪、正气不足、无力祛邪引起的。因为患者脏腑功能失调，在天气出现变化以及温度异常的时候，身体过度疲劳，就会导致身体抵抗力降低，人体容易被风邪入侵，引发鼻炎。

鼻炎对症食疗配伍药方

菊花栀子饮

材料： 菊花、栀子、枸杞各10克，薄荷、葱白各3克，蜂蜜适量。

做法： 1.葱白洗净切段，所有材料洗净。

2.所有材料放入杯中，沸水冲泡，盖盖闷20分钟。

3.取汁去渣，最后加蜂蜜调匀。代茶频饮，每日1剂，连用3～5日。

功效： 菊花清热解毒，栀子泻火除烦、凉血解毒。二者与薄荷、葱白、枸杞配伍，可清热解毒、泻火除烦、平肝明目，适用于风热之邪所致的鼻炎，症见鼻炎遇热则发、鼻流黄涕、头昏且痛、口干舌燥。

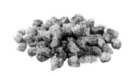
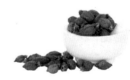

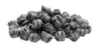

石斛粥

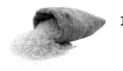

材料： 干石斛20克，粳米30克，冰糖适量。

做法： 1.将干石斛洗净，加适量清水浸泡后煎煮，去渣取汁。

2.粳米洗净，浸泡半小时。

3.用药汁熬粳米制成粥，加入冰糖，早晚服食。

功效： 石斛具有益胃生津、滋阴清热的功效；冰糖可润肺、止咳、清痰、祛火。二者配伍能清除肺胃积热、润肺清痰，适用于自觉鼻内干燥不适，或有刺痒、异物感，常引起喷嚏，易出血等患者。

蒜蓉丝瓜

材料： 丝瓜300克，蒜20克，盐5克，味精1克，生抽少许。

做法： 1.丝瓜去皮后洗净，切成块状，排入盘中。

2.蒜去皮，剁成蓉，下油锅中爆香，再加盐、味精、生抽拌匀，舀出淋于丝瓜上。

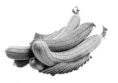

3.将丝瓜入锅蒸5分钟即可。

功效： 大蒜具有解毒杀菌的作用，丝瓜清热通鼻窍。两者合用，对鼻炎引发的鼻痒、鼻塞、流脓涕等症有较好的疗效。

黄柏清热茶

材料： 黄柏30克，龙井茶12克。

做法： 1.将上述药材研为粗末，放入保温壶中。

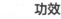

2.用沸水冲泡。

3.加盖闷10分钟，代茶饮用，每日1剂。

功效： 黄柏清热燥湿、泻火解毒，龙井清热。二者配伍能发挥清热燥湿之功效，主治慢性鼻炎、鼻窦炎。

慢性咽炎

咽炎是咽部黏膜下组织的炎症，常为上呼吸道感染的一部分。依据病程的长短和病理改变性质的不同，分为急性咽炎和慢性咽炎两大类。

咽炎常为脏腑虚损，耗伤阴分，虚火上炎于咽喉而致；也有因风热喉痹反复发作，余邪滞留，或粉尘、浊气刺激，嗜好烟酒辛辣，劳伤过度等引起。阴虚肺燥咽炎宜滋阴清热、清利咽窍；痰热蕴结咽炎宜养阴清热、化痰活血、舒利咽窍；肺脾气虚咽炎宜补中益气固表。

慢性咽炎对症食疗配伍药方

◦ 清咽茶 ◦

材料： 白柿饼35克，罗汉果7克，胖大海10克。

做法： 1.把柿饼切开，改切成小块，备用；将胖大海拍裂，待用。

2.砂锅中注入适量清水烧开，倒入备好的罗汉果、胖大海，放入切好的柿饼，搅拌均匀。

3.盖上盖，大火烧开后转小火煮约15分钟至药材析出有效成分即可。每日2~3剂。

功效： 白柿饼润肺、涩肠、止血，罗汉果润肺止咳、生津止渴，胖大海清热润肺、利咽开音、润肠通便。三者配伍能清热利咽、润肺止咳，适用于慢性咽炎见咽部干痛或刺痛，干燥灼热。

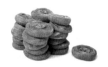
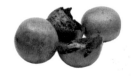

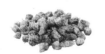

材料： 杭菊花、金银花各15克，麦冬、桔梗各20克，木蝴蝶3克，甘草5克，胖大海3枚。

做法： 1.将胖大海清洗干净，同其他药材放入砂锅内。

2.加适量清水煎煮1小时。

3.取汁，代茶饮用，每日1剂。

功效： 杭菊花、金银花清热解毒，麦冬、胖大海养阴生津、润肺清心，桔梗开宣肺气、祛痰排脓。诸药配伍能清肺热、通肺气，适用于慢性咽炎引发的干咳气喘。

◦ 雪梨猪肺汤 ◦

材料： 猪肺600克，无花果10颗，雪梨2个，姜2片，油适量，盐适量。

做法： 1.猪肺清洗干净后切块，雪梨去皮切块。

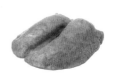

2.锅内烧开水，猪肺放入沸水中焯水3分钟，煮出血沫，捞起洗净后待用。

3.热锅放油，放入姜和猪肺，大火炒片刻后盛出备用。

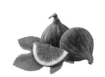

4.将除盐外的全部材料放入锅内，大火煮开后，转小火煮1.5~2.0小时。

5.关火前放盐调味即可。

功效： 本汤适用于燥热伤肺症见咳嗽痰稠、咯痰不易、咽干口渴者，亦可用于上呼吸道感染、支气管炎等属肺燥者。

高血压是以动脉血压升高为主要临床表现的慢性全身性血管疾病，本病早期无明显症状，部分患者会出现头晕、头痛、心悸、失眠、耳鸣、乏力、颜面潮红或肢体麻木等不适症状。

引起高血压的主要原因有遗传因素、精神刺激及不良生活习惯等，如紧张焦虑、抽烟喝酒、饮食高油高盐高糖。肝阳上亢型高血压患者宜平肝潜阳；痰湿阻络型患者，尤其是偏于肥胖者，宜祛痰化湿；血瘀型高血压患者宜活血化瘀。

高血压对症食疗配伍药方

──────── • 黄芪飘香猪骨汤 • ────────

材料： 猪骨400克，黄芪10克，酸枣仁10克，枸杞10克，盐2克，鸡粉2克，料酒8毫升。

做法： 1.锅中注入适量清水烧开，淋入6毫升料酒；倒入洗净的猪骨，搅散，煮至沸，氽去血水，捞出沥干水分，装入盘中，备用。

2.砂锅中注入适量清水烧开，倒入氽过水的猪骨，放入洗好的黄芪、酸枣仁、枸杞，淋入2毫升料酒。

3.盖上盖，烧开后用小火炖1小时，至食材熟透。

4.揭开盖，放入盐、鸡粉，拌匀调味；关火后盛出煮好的汤料，装入碗中即可。

功效： 黄芪补气固表、利尿，枸杞滋肾润肺，酸枣仁养肝。几者配伍能安神、调养肝肾，防治高血压并发糖尿病。

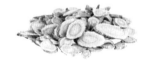

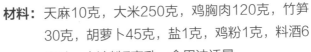
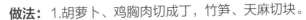

材料： 天麻10克，大米250克，鸡胸肉120克，竹笋30克，胡萝卜45克，盐1克，鸡粉1克，料酒6毫升，水淀粉7毫升，食用油适量。

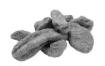

做法： 1.胡萝卜、鸡胸肉切成丁，竹笋、天麻切块。

2.把鸡肉丁放入碗中，加入盐、鸡粉、料酒、水淀粉，淋入食用油，腌渍约15分钟。

3.锅中注水烧开，倒入竹笋，拌匀，放入胡萝卜，焯至断生，捞出材料，沥干水分待用。

4.取碗，倒入鸡肉丁，放入焯过水的材料，拌匀，制成酱菜。

5.电饭锅中倒入大米，加适量清水，酱菜在上面铺匀，蒸熟即可。

功效： 天麻息风、定惊，有很好的降压作用，搭配鸡胸肉，发挥平肝益气、利腰膝、强筋骨之效用。

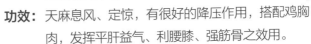
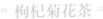

材料： 枸杞5克，菊花3克。

做法： 1.烧开水，倒入洗净的菊花，搅拌匀。

2.煮沸后用小火煮约10分钟，至其散发出香味。揭盖，撒上洗净的枸杞，搅拌匀。

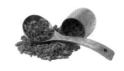

3.盖好盖，用小火续煮约3分钟，至其析出营养物质。

4.揭盖，搅拌片刻即成。每次服用半杯至一杯，每日2次。

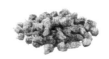

功效： 枸杞滋补肝肾、益精明目，菊花散风清热、平肝明目、清热解毒。二者配伍能补肝平肝，适用于高血压及其引起的头痛、目赤、目胀痛、易怒等病症。

09

高脂血症

中医认为，高脂血症属气血津液失调，痰湿瘀阻滞，清浊失灵，使脏腑经脉、气机气化障碍的综合征。

有先天禀赋不足、脾胃失调、肝胆失利、肾虚不足、情志内伤、年老体弱等问题的人群，同时摄食过多或体内消化、排泄异常，可能导致血中的膏脂堆积，进一步转化为湿浊、痰饮，从而浸淫脉道，影响气血运行，导致脏腑功能失调。在这种情况下，就会出现高脂血症的症状。

高脂血症多数分为胃热腑实证、脾虚不运证、痰瘀阻滞证、肝肾阴虚证、肝胆湿热证。治疗胃热腑实证宜清胃泻火，脾虚不运证宜健脾化湿，痰瘀阻滞证宜祛湿化痰通瘀，肝肾阴虚证宜滋补肝肾，肝胆湿热证宜清泄湿热、疏利肝胆。

高脂血症对症食疗配伍药方

响螺片山药枸杞汤

材料： 鸡半只，响螺片14克，山药18克，红枣4颗，蜜枣2颗，玉竹10克，枸杞少许，姜2片，盐适量。

做法： 1.响螺片提前用清水浸泡2小时，剪成条状。

2.鸡肉斩块，放入装有清水的锅中煮开，焯水1分钟，捞起冲洗干净待用。

3.除枸杞和盐外的其他材料清洗干净，并浸泡片刻。

4.将除枸杞和盐之外的材料一同放入汤锅中，并加入适量清水。

5.用大火把汤烧开，然后转小火慢炖2小时左右。

6.关火前5分钟加入枸杞和食盐调味即可。

功效： 红枣能安神、补脾胃、辅助降血脂，玉竹能润肺、滋阴、养胃，与养肝明目、温中补肾的响螺片一起煲汤，能补肝肾、降血脂。

芹菜黄豆汤

材料： 鲜芹菜100克，黄豆20克。

做法： 1.芹菜洗净切成段，黄豆先用水泡胀。

2.锅内加适量水，放入黄豆与芹菜同煮熟，吃菜喝汤。

3.每日1次，连服3个月，效果颇佳。

功效： 芹菜有清热除烦、凉血补血、润肺止咳、平肝降压的作用，黄豆可以阻止胆固醇的吸收。二者配伍煮汤饮用，能降低人体对于胆固醇的吸收，降脂降压。

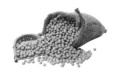

四鲜茶

材料： 山楂30克，白萝卜50克，橘叶10克，鲜荷叶50克，绿茶3克。

做法： 1.白萝卜切丁，橘叶、荷叶洗净。

2.将上述药材放入锅中，煎两次，取汁500毫升。

3.加冰糖30克，代茶频频温饮，在一日内饮尽。

功效： 山楂行气散瘀，鲜荷叶清香升散、散瘀止血。几者配伍具有降压降脂之功效。

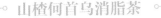

山楂何首乌消脂茶

材料： 山楂15克，何首乌15克。

做法： 1.将山楂、何首乌分别洗净，切碎，一同放入锅中。

2.加入适量清水，浸泡2小时，再煎煮1小时，然后去渣取汤当茶饮用，每天2～3次。

功效： 山楂具有健胃、消积化滞、理气散瘀之效，何首乌能补益精血、乌须发、强筋骨、补肝肾。二者合用，可增强化瘀降脂的作用，加速人体脂肪的分解代谢，能帮助软化血管、改善微循环，常饮还可防治脂肪肝。

糖尿病,即中医所说"消渴",是由于先天禀赋不足,复因情志失调、饮食不节等所导致的以阴虚燥热为基本病机,表现为多尿、多饮、多食、乏力、消瘦,或尿有甜味的一种疾病。

根据消渴病症表现程度的不同,有上、中、下三消之分,以及肺燥、胃热、肾虚之别。通常把以肺燥为主,多饮症状较突出者,称为上消;以胃热为主,多食症状较为突出者,称为中消;以肾虚为主,多尿症状较为突出者,称为下消。

消渴的基本病机是阴虚为本,燥热为标,故清热润燥、养阴生津为本病的治疗大法,应合理地选用活血化瘀、清热解毒、健脾益气、滋补肾阴、温补肾阳等治法。上消需清热润肺,生津止渴;中消需清胃泻火,养阴增液;下消需滋阴补肾,润燥止渴。

糖尿病对症食疗配伍药方

薏米海藻粥

材料: 薏米150克,海藻70克,海带45克。

做法: 1.将洗净的海带切细丝,洗好的海藻切碎;砂锅中注入适量清水烧热,倒入备好的薏米、海带,搅散、拌匀。

2.盖上盖,大火烧开后改用小火煮约40分钟,至米粒变软;揭开盖子,撒上切好的海藻,搅拌匀;再盖上盖,改用中小火续煮约20分钟,至食材熟透。

3.揭盖,搅拌几下,关火后盛出煮好的薏米粥,装在小碗中,稍稍冷却后即可食用。

功效: 薏米可促进排便,延缓餐后血糖上升;海带软坚行水。几者配伍能清热利湿。

材料： 苦瓜500克，菊花2克。

做法： 1.洗净的苦瓜对半切开，刮去瓤籽，斜刀切块。

2.砂锅中注入适量的清水，大火烧开。

3.倒入苦瓜、菊花，搅拌片刻，煮开后略煮一会
儿至食材熟透即可。每日2次。

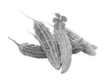

功效： 苦瓜味甘苦、性寒凉，能消暑解热、清心除
烦、解毒明目；菊花有散风清热、平肝明目、
镇静解热的作用。二者搭配有清热解毒、消内
火的功效。

◦ 生津益气茶 ◦

材料： 葛根、天花粉各40克，人参、茯苓、麦冬、甘草、
乌梅各25克，生黄芪、炙黄芪各12克。

做法： 1.将药材研为粗末，和匀，备用。

2.每取50克左右以纱布包裹置入砂锅，加适量
清水。

3.煎沸15分钟左右，取汤汁代茶饮用。

功效： 几者配伍益气养阴，生津止渴，对糖尿病有很好的
降糖、补气之功效。

◦ 地黄茶 ◦

材料： 熟地黄12克，枸杞、天冬各10克，五味子5克。

做法： 1.将药材研为粗末，备用。

2.将粗末置入保温壶内，用沸水冲泡，加盖闷20分钟。

3.代茶饮用，每日1剂。

功效： 熟地黄滋补血、益精填髓，天冬养阴生津、润肺清
心，枸杞滋肾润肺。几者配伍能滋阴益肾，对糖尿病
有很好的辅助治疗作用。

11
消化不良

消化不良，即饮食不节，停聚胃肠，积而不消，停滞不化造成脾胃功能失常所出现的消化道及全身病症。

中医认为消化不良病在胃，涉及肝脾等脏器，宜辨证施治，予以健脾和胃、疏肝理气、消食导滞等方法治疗。

消化不良对症食疗配伍药方

鸡内金红豆粥

材料： 大米140克，红豆75克，葱花、鸡内金各少许。

做法： 1.砂锅中注入适量清水烧开。倒入备好的鸡内金、红豆；放入洗好的大米，拌匀。

2.盖上盖，煮开后用小火煮30分钟至熟。揭盖，搅拌均匀。

3.关火后盛出，撒上葱花即可。一日1剂，7天为1个疗程。

功效： 鸡内金健胃消食、涩精止遗、通淋化石，搭配红豆、大米等煲粥食用，能增强胃肠动力，促进其蠕动，有效改善消化不良及其引起的便秘。

山楂消积茶

材料： 山楂15克，莱菔子10克，大黄1克。

做法： 1.将药材研为粗末，放入保温壶中。

2.用沸水冲泡，加盖闷20分钟。

3.代茶饮用，每日1剂。

功效： 山楂健脾开胃、消食化滞、活血化瘀，莱菔子消食除胀、降气化痰，大黄攻积滞、清湿热。三者配伍有健脾开胃之功效，主治食欲减退、小儿积食。

四神汤

材料： 猪骨700克，芡实30克，山药15克，薏米30
克，茯苓20克，莲子15克，盐适量。

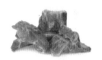

做法： 1.薏米和芡实提前用水浸泡30分钟，猪骨洗净。

2.锅里加入适量的水，加热，将猪骨放入锅里焯
水，去掉血水后捞出来备用。

3.将猪骨、薏米、莲子、山药、芡实和茯苓放入
锅里，倒入适量清水。

4.大火烧沸后，转小火烧煮1小时，关火前加入
适量盐调味即可。

功效： 芡实、薏米、茯苓、莲子这四味能补益脾阴、
强健脾胃的中药，与山药、猪骨一起煲汤，对
于老年人消化不良、脾虚腹泻等有一定辅助调
理作用。

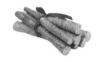

三鲜消滞饮

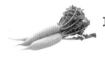

材料： 山楂20克，鲜萝卜30克，陈皮6克，冰糖适量。

做法： 1.所有材料洗净，切丝，加适量水，用大火烧开后
改用小火煨半小时。

2.取纱布过滤，取汁，加入冰糖继续煮沸即成。

3.每次饮用20~30毫升，每日3次，连饮3日为1个
疗程。

功效： 山楂可健脾开胃、消食化滞、活血化瘀，鲜萝卜可
下气、消食、除痰润肺、解毒生津，陈皮可理气调
中、燥湿化痰。三者与冰糖合用，可开胃助消化，
适用于消化不良及其引起的腹胀。

12

便秘

饮食不节，素体阳盛之人，吃太多辛辣食物，饮水过少，饮酒过度，误服温燥药物，少食富含纤维食物，过食精细食物等，致使肠胃积食积热，损伤肠道津液；久坐久卧，导致气机不畅，肠道失传，致大便秘结；老年人和孕妇气血亏损，肠道无力，阴虚血亏致肠道失润，导致大便干结。

中医将便秘分为燥热型、津枯型、气虚型、血虚型等多种类型。燥热型便秘多因上火引起，治疗应清热通便；津枯型便秘多因肠道干涩缺水所致，应滋阴通便；气虚便秘多见于老年人或久病体虚者，应补气通便；血虚便秘多见于产后妇女或贫血患者，应以补血通便为主。

便秘对症食疗配伍药方

◆ 香蕉蜂蜜汁 ◆

材料： 香蕉1根，蜂蜜适量。

做法： 1.将香蕉去皮，切段，放进榨汁机中，加入适量凉开水榨汁。

2.将香蕉汁倒入杯中，加入适量蜂蜜，搅拌均匀即可。

3.早晚各1次，坚持服用1个星期。

功效： 香蕉能清热、通便、解酒，蜂蜜促进胃肠蠕动、润肠燥。二者搭配榨汁饮用，能增强润肠的功能，防治肠燥便秘。

大黄蜂蜜润肠茶

材料： 大黄12克，番泻叶少许，蜂蜜少许。

做法： 1.砂锅中注入适量清水烧开，倒入备好的大黄、番泻叶。

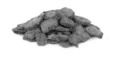

2.盖上盖，用中小火煮约15分钟至其析出有效成分。

3.揭盖，关火后盛出茶水，滤在杯中；待稍凉后加入少许蜂蜜调匀即可。

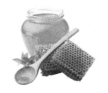

功效： 大黄对治疗湿热便秘、湿热泻痢、水肿腹满等症均有利，搭配蜂蜜、番泻叶使用，可泻热通肠、凉血解毒。

鸡骨草罗汉果马蹄汤

材料： 鸡骨草30克，去皮马蹄100克，罗汉果20克，赤小豆140克，猪瘦肉150克，雪梨150克，姜片少许，盐2克。

做法： 1.洗净的猪瘦肉切块；洗好的雪梨去籽，切块。

2.锅中注水烧开，倒入猪瘦肉，汆煮片刻；关火，捞出汆好的猪瘦肉，沥干水分，装盘待用。

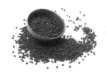

3.砂锅中注入适量清水，倒入猪瘦肉、雪梨、马蹄、罗汉果、姜片、赤小豆、鸡骨草，拌匀。

4.大火煮开转小火煮3小时至有效成分析出，加入盐，拌至入味，关火后盛出煮好的汤，装入碗中即可。

功效： 鸡骨草能提高肠胃的消化能力、促进肠胃蠕动，雪梨、马蹄、赤小豆可清热，罗汉果润肠清热。几者配伍有很好的清热通便之功效。

13

腹泻

腹泻也称泄泻，是以大便次数增多，粪质稀薄，甚至泻出如水样为临床特征的一种病症。泄与泻在病情上有一定区别，粪出少而势缓，若漏泄之状者为泄；粪大出而势直无阻，若倾泻之状者为泻，然近代泄、泻多并称，统称为泄泻。

泄泻是一种常见的脾胃肠病症，一年四季均可发生，但以夏秋两季较为多见。腹泻基本病机是脾虚湿盛致使脾失健运，大小肠传化失常，升降失调，清浊不分。脾虚湿盛是导致本病发生的关键因素。

腹泻对症食疗配伍药方

◇ 砂仁炖瘦肉汤 ◇

材料： 瘦肉400克，砂仁10颗，红枣5颗，盐适量。

做法： 1.瘦肉洗干净后，剁碎。

2.砂仁泡洗一小会儿，去掉表面的尘土。

3.把瘦肉搓成一团，和砂仁放入炖盅，加入红枣，倒入水，隔水炖1.5~2.0小时。

4.关火前加入适量盐调味即可。

功效： 此汤有化湿开胃、温脾止泻之功效，尤适合胃口差、爱腹泻的人饮用。

◇ 柚壳姜茶 ◇

材料： 老柚壳8克，生姜2小片，细茶10克（小儿酌情减半）。

做法： 1.将茶叶、老柚壳研成粗末，放入砂锅内。

2.将生姜加到砂锅，注入清水煎煮至沸。

3.加盖闷10分钟。

4.代茶饮用，每日1剂。

功效： 温中理气止痛，适用于腹中冷痛、腹泻如水样。

◇ 银耳莲子羹 ◇

材料： 石榴120克，银耳150克，莲子80克，白糖5克，水淀粉10毫升。

做法： 1.将泡发洗好的银耳切成小块；取榨汁机，倒入石榴果肉、矿泉水，榨取石榴汁。

2.砂锅中注入适量清水烧开，放入莲子、银耳，烧开后用小火炖30分钟。

3.揭开盖，倒入石榴汁，搅匀煮沸，加入白糖拌匀，煮至溶化，淋入水淀粉拌匀，盛出即可。

功效： 莲子清热，银耳润燥滑肠。此羹有滋阴润燥、补血养颜、润肺止咳、润肠通便之功效。

◇ 芡实薏米银耳羹 ◇

材料： 银耳半个，芡实40克，枸杞适量，冰糖适量。

做法： 1.银耳提前3小时进行泡发，剪去根蒂，清洗干净后撕成小朵，放在一旁备用。将芡实洗净，用水浸泡1小时。

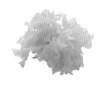

2.将银耳放入锅里，开大火烧开后，转小火慢炖1小时，加入芡实，继续用小火炖1.5小时。

3.关火前加入冰糖和枸杞即可。

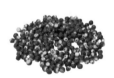

功效： 芡实补脾止泻，薏米健脾渗湿，银耳润肺养胃。此羹适用于慢性胃病、脾虚腹泻患者饮用，亦可作为普通人日常调理之品。

14

月经不调

月经不调是指月经的周期、经色、经量、经质发生了改变。中医认为肾虚而致冲任功能失调，或肝热不能藏血、脾虚不能生血是本病发生的原因。

月经不调有多种表现，月经过多者，治疗应调经止血；月经期小腹冰凉、腰膝冷痛者，治疗应温经散寒；月经颜色暗、有瘀血者，治疗应用活血化瘀的食材和药材。

月经不调对症食疗配伍药方

◇ 枸杞羊肉汤 ◇

材料： 柴胡15克，枸杞10克，羊肉片200克，上海青2棵，盐3克。

做法： 1.柴胡洗净，放进煮锅中加1500毫升水熬高汤，熬至约剩1200毫升，去渣留汁；上海青洗净切段。

2.枸杞放入高汤中煮软，羊肉片入锅，并加入上海青。

3.待肉片熟，加盐调味即可。

功效： 常吃羊肉可益气补虚，促进血液循环，增强身体抵抗力。羊肉还可增加消化酶，保护胃壁，有助于消化。此汤有养肝滋肾、补虚益精的功效，对月经不调患者有一定的辅助治疗作用。

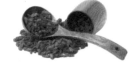

益母草调经方

材料： 益母草12克，香附9克，川芎6克。

做法： 1.先将上述药材洗净，然后用清水煮，第一次煮沸后，取药材再煮一次直至沸腾。

2.两次获得的药剂即为治疗所用的药剂。

3.将药剂分为3份，于饭后半小时温热服用，每月服用10剂就能收到明显的疗效。

功效： 益母草可活血调经，香附、川芎可活血化瘀、行气止痛。三药合用可调经止痛，适用于肝郁血瘀型月经不调。

山楂红花饮

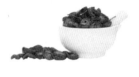

材料： 山楂30克，红花15克，白酒250毫升。

做法： 1.将山楂、红花用清水清洗干净，放入白酒中浸泡1周，即可饮用。

2.每日2次，视个人酒量为度。

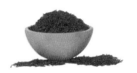

功效： 本方中山楂可消食化瘀，红花能活血化瘀、调经止痛，白酒可温散寒邪、助行药力。三者搭配，能增强活血化瘀之功效，祛除体内寒邪，适用于寒凝血瘀型月经不调。

鸡血藤鸡蛋小米粥

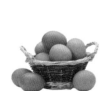

材料： 小米50克，鸡蛋3个，鸡血藤20克，白糖适量。

做法： 1.将鸡血藤洗净放入锅中，加入适量清水煎煮，去渣取汁；小米洗净。

2.小米放入锅中，加入鸡血藤药汁及适量清水，大火煮沸后，打入鸡蛋，改用小火煮。

3.完成时，加入白糖拌匀即可。

功效： 鸡血藤活血舒筋，搭配鸡蛋小米能补血活血、调经止痛。

15

痛经

　　痛经是指妇女在经前后或经期，出现下腹部或腰骶部剧烈疼痛，严重时伴有恶心、呕吐、腹泻，甚至昏厥。中医认为多因情志郁结，或经期受寒饮冷以致经血滞于胞宫，或体质素弱胞脉失养引起。

　　中医将痛经大致分为四种类型。根据不同症状，治疗方法各不相同。气滞血瘀型宜疏肝理气、化瘀止痛；阳虚内寒型宜温经散寒、养血止痛；气血虚弱型宜益气补血止痛；肝肾虚损型宜益肾养肝止痛。

痛经对症食疗配伍药方

● 艾叶红花饮 ●

材料： 红花3克，生艾叶10克，红糖适量。

做法： 1.将生艾叶洗净，放入杯中，加入红花、红糖，冲入开水300毫升。

　　　　2.盖上杯盖，闷20～30分钟。一般月经前1天或来经时服用2剂。

功效： 本方中艾叶能温经散寒、止痛、止血、安胎，红花能活血通经、散瘀止痛。二者搭配温中的红糖泡茶，能调经活血，适用于痛经伴小腹冷痛，经血量少、有血块，四肢不温者。

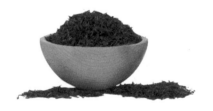

红糖姜水

材料： 生姜30克，红糖30克。

做法： 1.先将生姜洗净切片，锅中加入适量清水，同生姜片一同熬煮。

2.待姜水熬至微变黄，放入红糖即可，于月经前几日服用，一日1~2次，连服3~5日。

功效： 红糖具有补血、散瘀、暖肝、祛寒的功效，生姜有温中散寒、缓解痛经的作用。二者合用，能补气养血、温经活血，适合寒凝血瘀型痛经，症见经前或经期小腹冷痛拒按，得热则痛减，经血量少、色暗有块，畏寒肢冷，面色青白。

胡萝卜炒猪肝

材料： 猪肝250克，胡萝卜150克，植物油15克，盐2克，葱、姜末、水淀粉各适量。

做法： 1.胡萝卜、猪肝均洗净，切薄片，猪肝片加盐、水淀粉拌匀。

2.锅中倒入清水，烧至八成开时，放入猪肝片划至七成熟后捞出。

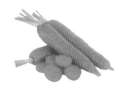

3.锅内加油烧热，用葱姜爆香，加胡萝卜略炒，倒入猪肝，加盐，快速翻炒至熟。

功效： 肝脏是动物体内储存养料和解毒的重要器官，含有丰富的营养物质，具有营养保健功能，是理想的补血佳品之一。本品有温中益气、补虚填精、健脾胃、活血脉的功效，痛经患者食用有一定的效果。

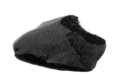

更年期综合征

中医认为月经生殖与肾的关系尤为密切。女性进入更年期后，脏腑机能逐步处于衰老状态，随着肾气不足，天癸将竭，冲任二脉亏虚，肾阴阳失调；加之体质虚弱、精神因素等各方面差异，不能适应和调节这一生理变化，引起肾气衰退过早、过快，出现一系列脏腑紊乱，阴阳平衡失调现象，从而诱发更年期综合征，临床表现有月经紊乱、潮热、心悸、烦躁不安、失眠等。

因此更年期应滋补肝肾，可有效缓解更年期症状，同时还应健脾、益气、补血。另外，宜补充蛋白质、铁、铜及维生素等。

更年期综合征对症食疗配伍药方

红枣银耳汤

材料： 红枣60克，银耳20克，枸杞9克，冰糖适量。

做法： 1.将红枣洗净、去核；枸杞洗净，银耳温水泡发，去掉杂质洗净。

2.锅内加适量水，放入红枣，大火烧开后去掉浮沫，改小火煮15分钟。

3.再加入银耳、枸杞和冰糖煮5分钟即可。每日1剂，连服15天。

功效： 此汤中红枣可补益气血、安养心神，银耳能滋阴清热。二者搭配可增强安神之力，有效缓解女性更年期心悸不安、失眠多梦、潮热盗汗、心烦内躁等症状。

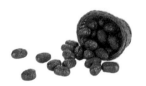

莲子薏米粥

材料： 薏米100克，莲子50克，红枣5枚，冰糖15克。

做法： 1.烧开水倒入莲子、薏米和去核的红枣搅拌。

2.大火烧开后小火煮60分钟，至材料熟软。

3.加冰糖搅匀，转中火煮约1分钟至冰糖溶化。

4.关火后盛出煮好的粥，装在碗中，稍稍冷却后即可食用。1日1剂。

功效： 莲子补脾止泻、止带、益肾涩精、养心安神，薏米利水、健脾、除痹、清热排脓。此方具有养心安神、养气补肾、利水祛湿的功效，可缓解更年期带来的失眠、心烦、白带异常等病症。

疏肝解郁茶

材料： 白芍、柴胡、陈皮、郁金、制香附各10克，枳壳12克，木香5克，绿茶3克。

做法： 1.将药材研为粗末，同茶叶一起放入保温杯中。

2.用沸水冲泡，加盖闷30分钟，代茶饮用，每日1剂。

功效： 疏肝理气，活血调经。主治更年期综合征的肝郁气滞，经行不畅，色淡红，量少，间有血块。

更年降火茶

材料： 苦丁茶3克，莲子心1克，菊花3克，枸杞10克。

做法： 1.将药材一同放入茶杯中，用沸水冲泡，加盖闷10分钟，代茶频饮。

2.每日1剂，可复泡3~5次。

功效： 滋阴降火，适用于阴虚火旺型更年期综合征，症见头晕目眩、面部烘热或潮热、五心烦热、烦躁易怒、腰膝酸软、月经紊乱、经量时多时少，或见绝经。

17

前列腺炎

前列腺炎是由多种原因引起的前列腺的炎症，以尿路刺激征和慢性盆腔疼痛为主要表现。其中尿道症状表现为尿急、尿频，排尿时有烧灼感，排尿疼痛，可伴有排尿终末血尿或尿道脓性分泌物等。

中医一般将前列腺炎分为五型进行辨证施治。对于气滞血瘀型宜活血化瘀、行气通络；肝肾阴虚型宜滋肝肾、清泄相火；脾虚湿盛型宜健脾利湿；肾阳不足型宜温肾壮阳；湿热下注型宜清热利湿。

前列腺炎对症食疗配伍药方

◦ 车前草茶 ◦

材料： 车前草100克，淡竹叶10克，生甘草10克，黄糖适量。

做法： 1.将车前草、淡竹叶、生甘草一起放入砂锅内。

2.加适量清水，用中火煮40分钟。

3.放入黄糖，稍煮片刻即可，每天代茶饮用。

功效： 此方中车前草能清热利尿、明目，淡竹叶能清热泻火、除烦止渴、利尿通淋。二者与甘草、黄糖配伍煎茶，有利水通淋、止泻明目的功效，广泛用于治疗前列腺炎。

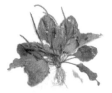

绿豆冬瓜海带汤

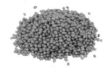

材料： 冬瓜250克，绿豆50克，海带100克，盐适量。

做法： 1.将冬瓜洗净切成粗块，绿豆清洗干净，海带洗净切成细片状。

2.以上材料一起置锅内，加水煮汤即可。1日1剂。

功效： 此方中绿豆、冬瓜可清热利尿，海带能利水散结。三者搭配清热利湿、排毒化瘀，可用于治疗前列腺炎伴小便不利、灼热刺痛，小腹胀满等病症。

山药生地苁蓉茶

材料： 山药、生地黄各20克，肉苁蓉15克。

用法： 1.将药材研为粗末，放入保温杯中，用沸水冲泡，加盖闷30分钟。

2.代茶饮用，每日1剂。

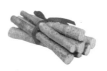

功效： 山药生津益肺、补肾涩精，生地黄滋阴清凉、凉血补血，肉苁蓉补肾润肠。三者配伍补肾益精，主治肾虚型慢性前列腺炎。

前列清茶

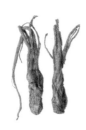

材料： 耳石15克，当归15克。

用法： 1.将药材加水煎沸10～15分钟，取汁。

2.代茶饮用。每日1剂，复加水煎1次。

功效： 耳石有化石、通淋、消炎的效用，当归补血活血。二者配伍能消炎通淋，活血化瘀，主治急、慢性前列腺炎。

18 早泄

早泄是指性交时间极短，或阴茎插入阴道就射精，随后阴茎即疲软，不能正常进行性交的病症。中医认为多由房事过度或频繁手淫导致肾精亏耗，或体虚羸弱，肾气不固，导致肾阴阳俱虚而引起。

心脾两虚，阴虚火旺，肾失封藏，火扰精室，致精液易泄。肾主藏精，肾失封藏，精液失于固摄，发为早泄。

早泄有虚实之异：实证多为相火炽盛所致；虚证源于阴虚阳亢或肾虚不固。治疗当以调整阴阳、固摄精关为主。

早泄对症食疗配伍药方

—— 巴戟天杜仲健肾汤 ——

材料： 巴戟天、杜仲、山药、茯苓、枸杞各12克，黑豆30克，排骨块200克，盐适量。

做法： 1.杜仲、巴戟天、茯苓装入隔渣袋，和山药、枸杞一起用清水泡发10分钟。

2.黑豆泡发2小时，排骨汆片刻。

3.倒入水、排骨块、黑豆及所有药材，大火煮开转小火煮100分钟，加入盐调味。每日1剂。

功效： 杜仲补肝肾、强筋骨，用于治疗腰膝酸痛；巴戟天温补肾阳、祛湿除寒，用于治疗肾虚阳痿、腰膝酸软。此方温肾壮阳、益气补精，适用于早泄伴腰膝酸软、四肢不温、遗尿、遗精等病症的患者。

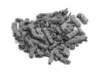
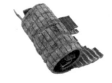

锁阳药酒

材料： 锁阳30克，白酒500毫升。

做法： 1.将锁阳用清水洗干净，沥干水分，浸泡在装有白酒的玻璃瓶。

2.7天后饮用，每天2次，每次10毫升。

功效： 锁阳具有补肾阳、益精血、润肠通便的作用，白酒可温中散寒、助行药力。二者配伍的药酒，有益精壮阳、养血强筋的功效，适用于早泄伴阳痿、遗精、腰膝无力的患者。

温肾固精茶

材料： 金樱子、菟丝子、补骨脂、芡实各9克。

做法： 1.将药材研为粗末。

2.将粗末放入保温杯中，用沸水冲泡，加盖闷20分钟。

3.代茶饮用，每日1剂。

功效： 金樱子补肾固涩，菟丝子补肝肾、益精髓，补骨脂补肾助阳，芡实固肾涩精、补脾止泄。四者配伍能治疗早泄、遗精。

牡蛎肉末粥

材料： 米饭200克，鲜牡蛎100克，猪瘦肉50克，食用油、香油、食盐、芹菜、胡椒粉各适量。

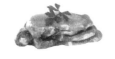

做法： 1.鲜牡蛎去壳洗净，捞出沥干；芹菜洗净切碎；猪瘦肉洗净切末，加入食盐、食用油、胡椒粉和香油拌匀，腌制10分钟；米饭用热水浸洗片刻，捞出沥干。

2.米饭放入锅中，加入适量清水煮沸，放入猪瘦肉、鲜牡蛎，用小火煮至熟，加入芹菜煮沸，放入食盐调味即可。

功效： 牡蛎潜阳涩精，此粥能强肝解毒、提高性功能。

19

阳痿

阳痿指的是在同房过程中痿而不举、举而不坚、坚而不硬。阳痿属虚者宜补，属实者宜泻，有火者宜清，无火者宜温。

阳痿形成的原因较多，包括肝郁、血瘀、肾虚、湿热、脾虚、气虚、痰浊等。阳痿的核心病机是血瘀阻络。但临床上单一的血瘀、肝郁、肾虚、湿热等导致的阳痿相对较少见，大多为复合病因而致，先天的遗传因素、后天的失养都可导致虚的情况，情绪不畅、活动少可导致血瘀，进而可能引起阳痿的发生。精神因素也是引起阳痿的重要原因之一。

阳痿对症食疗配伍药方

──◦薏米赤小豆汤◦──

材料： 薏米、绿豆、赤小豆各30克。

做法： 1.将薏米、绿豆、赤小豆分别洗净，置于锅中，加入约1000毫升清水。

2.大火煮开5分钟后改小火煮30分钟即可分多次食用。

功效： 薏米健脾、补肺、清热、利湿，赤小豆利水除湿、活血排脓，绿豆清热解毒。三者配伍能清热利湿，适用于湿热下注型阳痿。

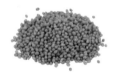
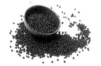

杜仲猪腰

材料： 杜仲10克，猪腰花片200克，姜片、葱段各少许，料酒16毫升，盐2克，鸡粉2克，生抽4毫升，水淀粉4毫升，食用油适量。

做法： 1.清水注入砂锅，加入杜仲煮沸，滤出药汁。

2.沸水锅中倒入猪腰，淋入料酒煮沸，沥干待用。

3.用油起锅，姜片爆香，倒入猪腰略炒，淋入料酒，倒入药汁搅匀。

4.放入盐、鸡粉、生抽、水淀粉，拌匀，关火撒上葱段即可。

功效： 猪腰具有补肾气、通膀胱、消积滞、止消渴之功效，可用于治疗肾虚腰痛、水肿、耳聋等症。杜仲可补益肾气、强筋骨，适合肾虚患者食用。

韭菜花炒虾仁

材料： 虾仁85克，韭菜花110克，彩椒10克，葱段、姜片各少许，盐、鸡粉各2克，白糖少许，料酒4毫升，水淀粉、食用油各适量。

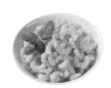

做法： 1.韭菜花切长段；彩椒切粗丝；虾仁去虾线，加盐、水淀粉及料酒腌10分钟。

2.起油锅，倒入虾仁、姜葱、料酒、彩椒丝、韭菜花，加入调料，用水淀粉勾芡即可。1日1次。

功效： 此方中韭菜花具有补肾壮阳、生津开胃的作用，虾仁具有补肾壮阳、养血固精、化瘀解毒的作用。二者配伍姜、葱炒食，能增强益阳固精的作用，适用于阳痿伴遗精、腰膝酸冷等。

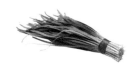

中医称贫血作"虚劳"，虚劳多属脾肾亏虚、气血不足引起。病因多由饮食不当、劳倦虚损、虫积或出血过多所致。

由于脾胃为后天之本，生化之源，饮食劳倦伤脾，导致生化乏源是本病最常见的病理因素。精血同源，肾精匮乏亦可导致精不生血。肝藏血，心生血，而脾统血，三脏机能低下亦可使气血不循常道而有各种出血性病症，再如虫积为疳、金创伤损等均可导致本病。

对于虚劳的治疗，以补益为基本原则，《素问·三部九候论》提道："虚则补之。"在进行补益的时候，一是须根据病理属性的不同，分别采取益气、养血、滋阴、温阳的治疗方药，二是要密切结合五脏的不同而选方用药，以加强治疗的针对性。

贫血对症食疗配伍药方

— 五红糖水 —

材料： 红花生1把，红枣5颗，红豆10克，枸杞5克，红糖适量。

做法： 1.将红花生、红枣、红豆用水浸泡30分钟。枸杞清洗干净。

2.将除红糖外的所有材料放入锅中，加适量清水，开大火烧沸后转小火煮1小时。

3.出锅前加入红糖即可。

功效： 花生健脾和胃，红枣补血宁神，红豆补血利尿，枸杞益精明目，红糖和中助脾。合之为汤，尤适合用来调经止痛，治疗贫血。

红枣黄花菜蒸鸡

材料： 鸡肉块260克，黄花菜50克，红枣25克，枸杞、葱段各4克，姜片3克，盐、鸡粉各2克，干淀粉10克，料酒8毫升，生抽10毫升，食用油适量。

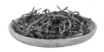

做法： 1.泡发好的黄花菜切去根部，切段备用；处理好的鸡肉块倒入大碗，淋入料酒，放入姜片、葱段、盐、鸡粉、生抽，搅拌匀。

2.将拌匀的鸡肉块腌渍入味，再倒入黄花菜，搅拌均匀；放入干淀粉，快速拌匀，再摆入红枣、枸杞，淋上食用油，搅拌片刻，将拌好的鸡肉块倒入蒸盘中。

3.电蒸锅注水烧开，放入鸡肉块，蒸20分钟，取出即可。

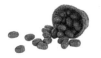

功效： 红枣具有补中益气、养血安神、健脾和胃等功效，是脾胃虚弱、气血不足、倦怠无力、失眠等患者的良好保健营养品。常用于治胃虚食少、脾弱便溏、气血津液不足、营卫不和、心悸怔忡等病症。

红枣阿胶粥

材料： 粳米100克，阿胶粉10克，红枣20颗。

做法： 1.将红枣洗净、去核；粳米洗净。

2.锅中加入适量清水，放入红枣和粳米，大火煮沸后，改用小火煮至粥熟时，加入阿胶粉，煮至溶化即可。

功效： 阿胶和红枣都是补血药材，二者配伍能补气益肾、养血止血、强身健体。

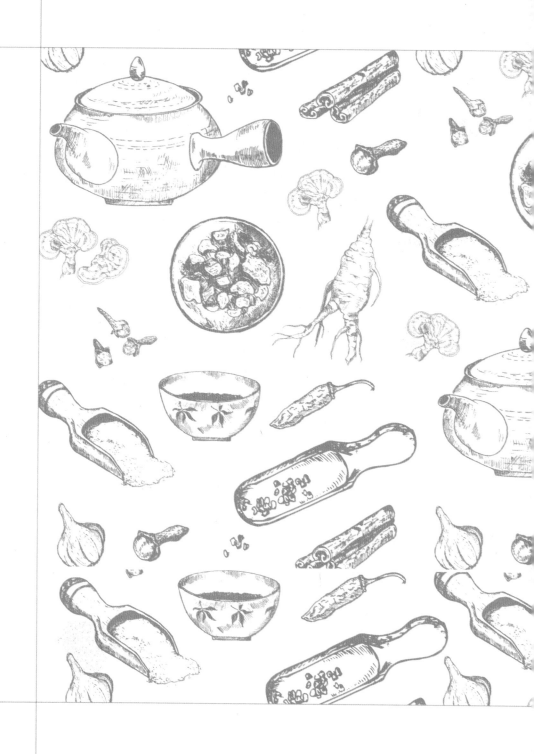

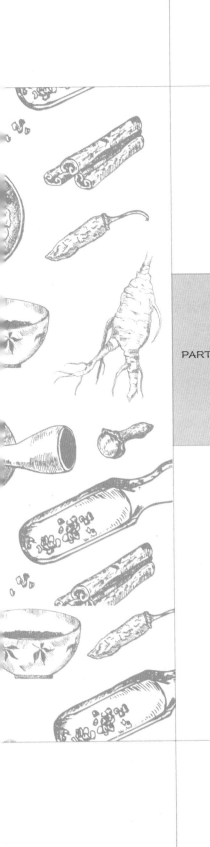

PART **6** 流传千古的中药方

01 六味地黄丸

配方： 熟地黄24克，山萸肉12克，山药12克，泽泻9克，茯苓9克，牡丹皮9克。

用法： 将药材研为细末，炼蜜为丸，如梧桐子大。每次6~9克，每日3次，空腹淡盐汤送下。

方解： 方中熟地黄为滋阴补肾，填精益髓，为君药；山药补脾养胃，补肾涩精；山萸萸补益肝肾，并能涩精固脱，共为臣药；茯苓渗湿健脾，助山药健运；泽泻利湿泄热而降肾浊，并能减熟地黄之滋腻；牡丹皮清泄虚热，并制山萸肉之温性，共为佐药。诸药合用，共奏滋补肾阴之功。

功效主治： 滋阴补肾；适用于肾阴亏损、头晕耳鸣、腰膝酸软、骨蒸潮热、盗汗遗精、消渴。

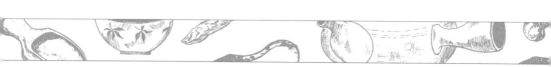

02 藿香正气散

配方： 藿香90克，半夏曲60克，陈皮60克，白术60克，茯苓30克，大腹皮30克，厚朴60克，紫苏30克，白芷30克，桔梗60克，炙甘草75克。

用法： 每次取9克，煎汤送服。

方解： 方中藿香为君药，解风寒，化里湿，和中止呕；半夏曲、陈皮理气燥湿，和胃降逆；白术、茯苓健脾运湿，四药均为臣药。大腹皮、厚朴行气化湿；紫苏、白芷辛温发散，助藿香外散风寒，紫苏尚可行气止呕；桔梗宣肺利膈，可加用生姜、红枣，内调脾胃，七药均为佐药。炙甘草为使药，调和药性。

功效主治： 解表化湿，理气和中；适用于夏日中暑后恶寒发热、头痛、胸膈满闷、脘腹疼痛、肠鸣泄泻者。

03 归脾汤

配方： 黄芪3克，龙眼肉3克，人参6克，白术3克，当归3克，白茯苓3克，远志3克，酸枣仁3克，木香1.5克，炙甘草1克。

用法： 加生姜、红枣水煎服，每日1剂，连服7天。

方解： 方中黄芪补脾益气；龙眼肉补脾气，养心血，二者共为君药。人参、白术甘温补气；当归滋阴养血，与龙眼肉搭配，增加补心养血之效，三药均为臣药。白茯苓、远志、酸枣仁宁心安神；木香理气醒脾，均为佐药。炙甘草补气健脾，调和诸药，为使药。现代用法中加姜、红枣调和脾胃，可益气补血、健脾养心。

功效主治： 益气补血，健脾养心；适用于平时心悸、健忘、失眠、盗汗、面色萎黄、便血或妇女崩漏者。

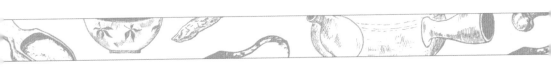

04 四物汤

配方： 熟地黄12克，当归9克，白芍9克，川芎6克。

用法： 水煎服，每日1剂，连服7天。

方解： 方中熟地黄归肝、肾经，善于滋养阴血，补肾填精，为补血要药，作为君药。当归甘辛温，归肝、心、脾经，为补血良药，兼具活血作用，且为养血调经要药，为臣药。白芍养血益阴，川芎活血行气，二药共为佐药。四药配伍使用，能补血调血。

功效主治： 补血调血；适用于平时头晕目眩，心悸失眠，面色无光泽，月经不调，经量少或经闭，脐腹疼痛，口唇、爪甲色淡者。

05 四君子汤（丸）

配方： 人参9克，白术9克，茯苓9克，炙甘草6克。

用法： 水煎服，每日1剂，连服7天。

方解： 方中人参为君药，甘温益气，健脾养胃。白术是臣药，健脾燥湿，加强益气助运之力。茯苓甘淡为佐药，健脾渗湿；苓术相配，则健脾祛湿之功益著。炙甘草是使药，益气和中，调和诸药。四药配伍，能起健脾益气之功。

功效主治： 益气健脾；适用于平时面色萎黄无血色、声音低弱、四肢无力，以及常觉气短（活动后加重）、饮食不香、大便溏稀者。

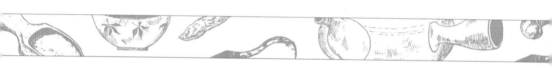

06 玉屏风散

配方： 黄芪60克，白术60克，防风30克。

用法： 三药研末，每日2次，每次6~9克。

方解： 方中黄芪内可大补脾肺之气，外可固表止汗，为君药。白术健脾益气，可助黄芪加强益气固表之力，为臣药。防风为佐药，散风御邪。黄芪得防风，则固表而不留邪；防风得黄芪，则祛风而不伤正。三药合用，可达到益气、固表、止汗的目的。

功效主治： 益气，固表，止汗；适用于平时体质虚弱、易被外邪侵袭、无运动而汗出、恶风、面色苍白者。

07

参苏饮

配方： 紫苏叶6克，葛根6克，前胡6克，半夏6克，桔梗4克，陈皮4克，枳壳4克，人参6克，茯苓6克，木香4克，炙甘草4克。

用法： 将药材研为末，每次取12克，用生姜7片，红枣1枚，煎水送服，不拘时。

方解： 平时体虚而易感冒者可用参苏饮治疗。方中紫苏叶、葛根为君药，发散风寒，解肌透邪。前胡、半夏、桔梗止咳化痰；陈皮、枳壳理气宽胸，五药共为臣药。人参益气，扶正托邪；茯苓健脾，渗湿消痰；木香行气，行脾畅中，三药共为佐药。炙甘草补气安中，兼和诸药，为使药。上述药材配伍使用，有益气解表、理气化痰之效。

功效主治： 益气解表，理气化痰；适用于体虚之人外感风寒，恶寒发热，无汗，咳嗽痰白，胸膈满闷，气短懒言。

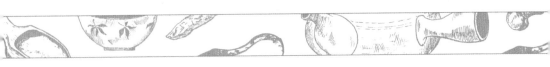

08

银翘散（丸）

配方： 连翘30克，银花30克，薄荷18克，牛蒡子18克，荆芥穗12克，淡豆豉15克，竹叶12克，桔梗18克，生甘草15克。

用法： 鲜芦根汤煎服，每日1剂，连服7天。

方解： 因感冒导致的发热、头痛、咳嗽等症，可用银翘散治疗。方中连翘、银花为君药，能疏散风热，清热解毒。薄荷、牛蒡子疏散风热，清利头目；荆芥穗、淡豆豉疏散外邪，四药均为臣药。芦根、竹叶清热生津；桔梗开宣肺气，三药同为佐药。生甘草为使药，调和药性。上述药材合用，能起到辛凉透表、清热解毒的作用。

功效主治： 辛凉透表，清热解毒；适用于感冒后体温升高、微恶风寒或有汗不畅、头痛、口渴、咳嗽咽痛者。

09

小青龙汤

配方： 麻黄9克，桂枝9克，干姜9克，细辛3克，五味子6克，白芍9克，半夏12克，甘草6克。

用法： 水煎，分2次服。

方解： 方中麻黄发汗解表、宣肺行水，为主药。桂枝助麻黄解表，又能温化阳气，为辅药。芍药配桂枝以调和营卫。干姜、细辛温脾肺之寒，肺能通调水道，下输膀胱，故水液能在体内正常运行，以杜其生痰之源；半夏燥温化痰，治已成之水饮；五味子敛肺止咳，并防肺气耗散太过之弊，以上均为佐药。甘草调和诸药，以缓和麻、桂、姜辛温刚烈之性。诸药合用，共奏解表祛痰、止咳平喘之功。

功效主治： 适用于外感风寒，内停水饮证，症见恶寒发热、无汗咳嗽、痰多色白清稀、甚则喘息不得卧或肢面浮肿、口不渴、苔薄白而润、脉浮紧。

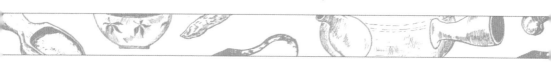

10

大承气汤

配方： 大黄12克，厚朴9克，枳实9克，芒硝12克。

用法： 水煎服，分2次温服。

方解： 本方为泻下之峻剂，有通便泻热之功。方中以大黄苦寒泄热通便、荡涤肠胃为主药；辅以芒硝咸寒泄热，软坚润燥；积滞不去，由于气滞不行，故佐以枳实、厚朴消痞除满，行气散结，四药合用，有峻下热结的功效。对于肠胃燥实、瘀滞不通者能承顺胃气下行，使塞者通，闭者畅，故名承气。

功效主治： 适用于肠胃燥热积滞，症见大便坚实不通，脘腹胀满，疼痛拒按，高热神昏，谵语，舌苔焦黄起刺，脉沉实有力；热结旁流，症见下利清水臭秽，虽利而腹满胀痛不减，按之坚硬有块，口干舌燥，脉滑数。

11

小柴胡汤

配方： 柴胡9克，黄芩9克，制半夏6克，炙甘草3克，生姜3片，红枣3枚，党参6克。

用法： 水煎服，每日2次。

方解： 邪在表者宜汗，在里者宜下，而少阳病是邪在半表半里之间，故既不可汗，又不可下，只能用柴胡透达少阳半衰之邪，黄芩泄半里之热。二药配伍以解寒热往来、胸胁苦满、心烦等症。配半夏、生姜和胃降逆以止呕；配党参、甘草、红枣益气扶正祛邪，同时姜、枣相配，可以调和营卫。

功效主治： 用于少阳证之寒热往来、胸胁苦满、不欲饮食、心烦呕恶、口苦咽干、耳聋目眩、舌苔薄白、脉弦而数者。

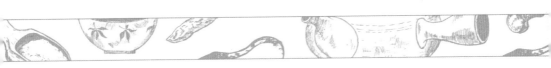

12

五苓散

配方： 茯苓9克，猪苓9克，泽泻12克，白术9克，桂枝6克。

用法： 水煎服，每日2次。

方解： 方中茯苓、猪苓、泽泻利水渗湿，为主药；白术健脾运湿，与茯苓配合更增强健脾祛湿之作用，为辅药；桂枝温阳以助膀胱气化，气化则水自行，为佐药。诸药合用，既可淡渗以利水湿，也可健脾以运水湿，气化以行水湿，故对水湿内停所致的各种水湿证均可治。

功效主治： 适用于水湿内停所致的水肿，泄泻，小便不利，以及痰饮病而见的咳嗽、吐痰清稀、眩晕心悸等症。

13 逍遥散

配方： 柴胡12克，白芍12克，当归12克，茯苓12克，白术12克，炙甘草6克。

用法： 水煎服。亦可将上药共为散，每次6克，生姜、薄荷少许，水煎汤冲服。每日3次。

方解： 柴胡疏肝解郁，当归、白芍养血柔肝，三药配合，补肝体而助肝用，共为方中主药。白术、茯苓健脾和中，为方中辅药。佐薄荷、生姜助本方疏散条达之力。炙甘草调和诸药，为方中使药。诸药合用，使肝郁得解，血虚得养，脾弱得健，则诸症自愈。

功效主治： 适用于肝郁血虚脾弱所致的两胁作痛、头痛目眩、口燥咽干、神疲食少，或月经不调、乳房胀痛、脉弦而虚者。

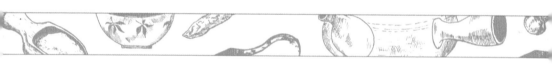

14 补中益气汤

配方： 黄芪15克，白术10克，党参15克，当归6克，陈皮6克，柴胡5克，升麻5克，炙甘草5克。

用法： 水煎服，每日2次。

方解： 本方主要用治脾胃气虚、中气下陷。方中黄芪补中益气，升阳固表为主药；党参、白术、炙甘草甘温益气，补益脾胃，为辅药；脾胃为气血营卫生化之源；脾虚易致气滞，故用陈皮理气化滞；升麻、柴胡协同芪、参升阳陷；气虚则血虚，故用当归补血和营，均为佐使药。诸药合用，共奏补中益气，升阳固表，强健脾胃之功。

功效主治： 适用于脾胃气虚及气陷，症见神疲乏力，食少便溏、舌嫩色淡、脉虚或身热有汗、渴喜热饮或脱肛、子宫脱垂、久痢、久疟等。

15

桑菊饮（片）

配方： 桑叶7.5克，菊花3克，薄荷2.5克，杏仁6克，桔梗6克，连翘5克，芦根6克，生甘草2.5克。

用法： 水煎服，每日1剂，连服7天。

方解： 感受风热后，感冒初发者可用桑菊饮治疗。桑叶疏散头目风热，清宣肺热而止咳嗽；菊花疏散风热，清利头目而肃肺，与桑叶为君药。薄荷疏散风热；杏仁肃降肺气；桔梗开宣肺气，与杏仁组合，三者为臣药。连翘透邪解毒；芦根清热生津，两者为佐药。生甘草为使药，调和诸药。以上药物配伍，能达到疏风清热、宣肺止咳的目的。

功效主治： 疏风清热，宣肺止咳；适用于风热感冒初起、体温升高不多、咳嗽、口微渴者。

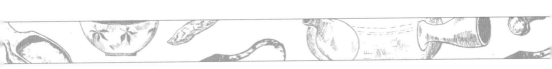

16

天王补心丹

配方： 生地黄120克，麦冬、酸枣仁、柏子仁、当归、五味子各30克，玄参、茯苓、远志、人参、丹参、桔梗、朱砂各15克。

用法： 将药材研为末，炼蜜为丸，用朱砂为衣，口服每次6～9克，温开水送下。

方解： 方中用生地黄滋阴养血，为君药。天冬、麦冬滋阴清热；酸枣仁、柏子仁养心安神；当归补血润燥，为臣药。玄参滋阴降火；茯苓、远志养心安神；人参补气生血；五味子敛气安神；丹参清心活血；朱砂镇心安神，上七药为佐药。桔梗载药上行，为使药。以上药物合用，可滋阴清热，养血安神。

功效主治： 滋阴清热，养血安神，适用于心悸、失眠、健忘，或梦遗、手足心热、口舌生疮、大便干结者。

17

柴胡疏肝散（丸）

配方：柴胡6克，香附4.5克，川芎4.5克，陈皮6克，枳壳4.5克，芍药4.5克，炙甘草1.5克。

用法：水煎服，每日1剂，连服7天。

方解：方中柴胡善疏肝解郁，为君药。香附理气疏肝而止痛；川芎活血行气以止痛；二药搭配，助柴胡以解肝经郁滞，并增强行气活血止痛之效，共为臣药。陈皮、枳壳理气行滞；芍药、炙甘草养血柔肝，缓急止痛，四药均为佐药。炙甘草调和诸药，兼为使药。以上药物配伍使用，可疏肝行气、活血止痛。

功效主治：疏肝理气，活血止痛；适用于胁肋疼痛、胸闷、喜叹息、情志抑郁易怒，或嗳气、胃腹胀满者。

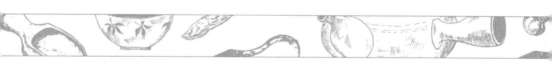

18

八珍汤

配方：人参3克，熟地黄15克，炒白术、当归各10克，茯苓、白芍各8克，川芎、炙甘草各5克。

用法：作汤剂，加生姜3片，红枣5枚，水煎服。

方解：人参与熟地黄相配，益气养血，共为君药。炒白术、茯苓健脾渗湿，协人参益气补脾；当归、白芍养血和营，助熟地黄补益阴血，四药均为臣药。川芎活血行气，使补而不滞，为佐药。炙甘草益气和中，调和诸药，为使药。上述药物配合使用，可补益气血。

功效主治：补益气血；适用于平时面色苍白或萎黄、头晕眼花、四肢倦怠、气短懒言、心悸怔忡、食欲减退、月经不调者。

19

桂枝汤

配方： 桂枝9克，芍药9克，生姜9克，红枣3枚，炙甘草9克。

用法： 水煎服，辅以吃热粥或饮暖水微微发汗，每日1剂，汗出即停用。

方解： 感冒之后出虚汗者可用桂枝汤治疗。方中桂枝为君药，能助卫阳、通经络，祛在表之风邪。芍药为臣药，益阴收敛。生姜辛温，既助桂枝辛散表邪，又兼和胃止呕；红枣甘平，既能益气补中，还可滋脾生津，与生姜共作为佐药。炙甘草合桂枝辛甘化阳，合芍药酸甘化阴，为使药。诸药配伍，达到解肌发表的目的。

功效主治： 解肌发表，调和营卫；适用于感冒之后恶风发热、有汗出、头痛、干呕、口淡不渴者。

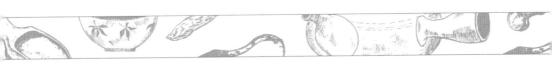

20

天麻钩藤饮

配方： 天麻90克，钩藤12克，石决明18克，川牛膝12克，杜仲9克，桑寄生9克，山栀9克，黄芩9克，益母草9克，夜交藤9克，朱茯神9克。

用法： 水煎服，每日1剂，连服7天。

方解： 方中天麻、钩藤平肝熄风，为君药。石决明平肝潜阳，除热明目；川牛膝引血下行，活血利水，与石决明共为臣药。杜仲、桑寄生补益肝肾以治本；山栀、黄芩清肝降火；益母草合川牛膝活血利水，有利于平降肝阳；夜交藤、朱茯神宁心安神，上七药均为佐药。以上药物合用，共成平肝熄风、清热活血、补益肝肾之剂。

功效主治： 平肝熄风，清热活血，补益肝肾；适用于平时头痛、眩晕、失眠多梦，或口苦面红者。

21

保和丸

配方： 山楂180克，神曲60克，莱菔子30克，半夏90克，陈皮30克，茯苓90克，连翘30克。

用法： 将药材研为末，水泛为丸，每次6~9克，温开水送下。

方解： 方中重用山楂为君药，长于消肉食油腻之积。神曲消食健胃，长于化酒食陈腐之积；莱菔子下气消食除胀，长于消谷面之积，二者同为臣药。半夏、陈皮理气化湿，和胃止呕；茯苓健脾利湿，和中止泻；连翘既可散结以助消积，又可清解食积所生之热，四药均为佐药。诸药配伍使用，使食积得化，胃气得和。

功效主治： 消食和胃；适用于平时脘腹胀满疼痛、嗳酸腐之气、呕吐、不欲饮食，或腹泻清稀者。

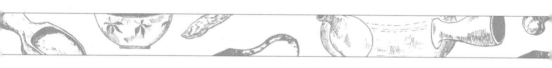

22

理中丸

配方： 干姜90克，人参90克，白术90克，炙甘草90克。

用法： 将药材研为细末，炼蜜为丸，每次1丸，每日2~3次。

方解： 平时长时间胃腹微痛，温敷或按压可缓解者可用理中丸治疗。方中干姜为君药，大辛大热，能温脾阳、祛寒邪、扶阳抑阴。人参为臣药，补气健脾。脾虚易生湿浊，故用甘温苦燥的白术为佐药，健脾燥湿。炙甘草是佐药兼使药，助人参、白术益气健脾，还能缓急止痛、调和药性。以上药物同用，可温中祛寒，补气健脾。

功效主治： 温中祛寒，补气健脾；适用于平时胃腹绵绵作痛、喜温喜按、呕吐、大便稀溏、进食少、畏寒肢冷、口不渴者。